U0237816

2021 ACC/ESC 心血管疾病研究进展

主　编　李艳芳　安　健
　　　　师树田　郭彦青

科学出版社

北　京

内 容 简 介

2021年美国心脏病学会科学年会（ACC）、欧洲心脏病学会科学年会（ESC），均改为虚拟线上会议。本书为2021年ACC和ESC心血管疾病最新研究进展摘要，包括高血压研究进展、冠心病研究进展、心力衰竭研究进展、心律失常研究进展、结构性心脏病研究进展、风险评估和其他研究进展等，以及2021 ESC新发布的4部临床指南，对国内心血管专业医师和非心血管专业医师的临床实践都有重要的指导意义。

图书在版编目（CIP）数据

2021ACC/ESC心血管疾病研究进展/李艳芳等主编. — 北京：科学出版社，2021.10
ISBN 978-7-03-069978-7

Ⅰ.①2… Ⅱ.①李… Ⅲ.①心脏血管疾病－诊疗－研究 Ⅳ.①R54

中国版本图书馆CIP数据核字(2021)第201117号

责任编辑：于 哲/责任校对：张 娟
责任印制：赵 博/封面设计：龙 岩

科学出版社出版
北京东黄城根北街16号
邮政编码：100717
http://www.sciencep.com

三河市春园印刷有限公司 印刷
科学出版社发行 各地新华书店经销

*

2021年10月第 一 版 开本：850×1168 1/32
2021年10月第一次印刷 印张：6
字数：132 000
定价：43.00元
（如有印装质量问题，我社负责调换）

编者名单

主　编　李艳芳　安　健　师树田　郭彦青

副主编　薛亚军　高　海　蒋志丽　王喜福
　　　　王　飞　宋晓健

编　者　（以姓氏笔画为序）

于　娟	王　飞	王　冠	王　浩
王　梅	王　朝	王　静	王立中
王成钢	王兆宏	王志鑫	王喜福
叶　明	付　阳	师树田	刘　飞
安　健	孙晓冬	李庆祥	李艳芳
杨秀齐	吴　彤	辛　颖	宋俊迎
宋晓健	张　萍	张文静	张玲姬
张振英	张慧敏	陈泽宇	武文峰
武昊鹏	周博达	胡亦新	祖晓麟
贺晓楠	高　海	高玉龙	高夏青
郭彦青	曹　倩	曹芳芳	曹晓菁
常文娟	彭余波	蒋志丽	曾　源
薛亚军	魏路佳		

目　录

2021 美国心脏病学会科学年会（ACC）概况 ················1

一、高血压研究进展 ·················· 5

2021 ACC RADIANCE-HTN TRIO 研究：肾交感
神经去除术在难治性高血压患者中的治疗作用 ········· 5

二、冠心病研究进展 ·················· 8

（一）2021 ACC：美国心脏病学会全球心脏病治疗
　　　计划 1 年成果 ·················· 8

（二）2021 ACC ADAPTABLE 研究：低剂量和高剂
　　　量阿司匹林对心血管疾病二级预防的获益与
　　　风险均相似 ·················· 10

（三）2021 ACC FLOWER-MI 研究：急性心肌梗死
　　　患者 FFR 指导的非罪犯血管 PCI 与血管造影
　　　术指导相比没有明显获益 ·················· 13

（四）2021 ACC HOST-EXAM 研究：支架术后单药
　　　抗血小板治疗氯吡格雷优于阿司匹林 ·· 15

（五）2021 ACC ISCHEMIA 研究：中重度缺血的慢
　　　性冠状动脉疾病选择药物保守治疗还是有创
　　　治疗？ ·················· 17

（六）2021 ACC PARADISE-MI 研究：在严格管理
　　　的高危心肌梗死患者 ARNI 与 ACEI 相比无明
　　　显获益 ·················· 21

（七）2021 ACC TWILIGHT 研究新分析：PCI 早期停
　　　用阿司匹林是否为女性带来更大获益 ········· 23

（八）2021 ACC RAPID TnT 研究：0/1 小时高敏肌
钙蛋白 T 方案在疑似急性冠脉综合征患者中
未减少缺血事件 ·············· 25

（九）2021 ACC TAILOR PCI 研究延长期随访结果：
基因检测指导抗血小板药物选择未带来长期
缺血事件的改善 ·············· 26

（十）2021 ACC TALOS-AMI 研究：急性心肌梗死
患者 PCI 术后 1 个月将替格瑞洛更换为氯吡
格雷安全有效 ·············· 28

三、心力衰竭研究进展 ·············· 32

（一）2021 ACC GALACTIC 试验：治疗严重左室射
血分数减低心力衰竭的有效新药 ·············· 32

（二）2021 ACC CONNECT-HF 研究：住院期间和
出院后质量改进干预未能改善心力衰竭结果
和治疗质量 ·············· 34

（三）2021 ACC REHAB-HF 研究：量身定制的心
脏康复计划可改善老年心力衰竭患者的身
体功能和生活质量 ·············· 35

（四）2021 ACC：SGLT2 抑制剂降低糖尿病合并心
力衰竭患者死亡或心力衰竭恶化风险 ·············· 38

（五）2021 ACC PIROUETTE 研究：吡非尼酮减少
射血分数保留的心力衰竭患者的心肌纤维化 ··· 39

（六）2021 ACC LIFE 研究：对于晚期射血分数降
低的心力衰竭沙库巴曲缬沙坦并不优于单独
使用缬沙坦 ·············· 40

四、心律失常研究进展 ·············· 43

（一）2021 ACC HOLIDAY 心电监测研究：4 小时
内饮 1 杯酒会使心房颤动风险加倍 ·············· 43

（二）2021 ACC FIDELIO-DKD 研究：finerenone 可
减少糖尿病合并慢性肾病患者的新发心房颤动 ⋯ 45

（三）2021 ACC LAAOS Ⅲ 研究：在接受心脏手术的
心房颤动患者同时进行左心耳封堵术可预防脑
卒中发生 ⋯⋯⋯⋯⋯⋯⋯⋯⋯⋯⋯⋯⋯⋯⋯⋯ 47

（四）2021 ACC NODE-301 研究：依曲帕米鼻喷雾
剂有利于缓解阵发性室上性心动过速患者症状 ⋯ 49

（五）2021 ACC RAFT-AF 研究：心房颤动合并心力
衰竭患者节律控制还是心率控制？ ⋯⋯⋯⋯⋯ 51

五、结构性心脏病研究进展 ⋯⋯⋯⋯⋯⋯⋯⋯⋯⋯⋯ 53

（一）2021 ACC ATLANTIS 研究：TAVI 术后应用阿
哌沙班并不优于标准抗栓方案 ⋯⋯⋯⋯⋯⋯⋯ 53

（二）2021 ACC TRISCEND 研究：经导管三尖瓣置
换系统前景良好 ⋯⋯⋯⋯⋯⋯⋯⋯⋯⋯⋯⋯⋯ 55

六、风险评估研究进展 ⋯⋯⋯⋯⋯⋯⋯⋯⋯⋯⋯⋯⋯ 58

（一）2021 ACC RESCUE 研究：新型 IL-6 单克隆抗
体可降低心血管高危人群超敏 C 反应蛋白水平 ⋯ 58

（二）2021 ACC STRENGTH 研究：omega-3 脂肪酸
未能减少高风险患者不良心血管结局 ⋯⋯⋯⋯ 60

七、其他研究进展 ⋯⋯⋯⋯⋯⋯⋯⋯⋯⋯⋯⋯⋯⋯⋯ 64

（一）2021 ACC 布拉格 OHCA 试验：超侵入性治疗
心搏骤停会有更好的结局吗？ ⋯⋯⋯⋯⋯⋯⋯ 64

（二）2021 ACC EXPLORER-HCM 研究：心肌肌球
蛋白抑制剂 Mavacamten 可改善肥厚型心肌病
患者健康状况 ⋯⋯⋯⋯⋯⋯⋯⋯⋯⋯⋯⋯⋯⋯ 67

（三）2021 ACC VOYAGER PAD 研究：利伐沙班降
低症状性外周动脉疾病患者血运重建术后的
总缺血事件 ⋯⋯⋯⋯⋯⋯⋯⋯⋯⋯⋯⋯⋯⋯⋯ 69

（四）2021 ACC CAPITAL CHILL 试验：院外心搏骤
停昏迷存活者的中度和轻度低温治疗 ……… 71

2021 欧洲心脏病学会科学年会（ESC）概况 ………… **74**

一、高血压研究进展 ……………………… 85

（一）2021 ESC QUARTET 试验：高血压患者服用超
低剂量四联疗法药物对血压控制安全有效 … 85

（二）2021 ESC STEP 试验研究：老年高血压患者强
化降压治疗心血管获益更多 ……………… 86

（三）2021 ESC DECIDE-Salt 研究：低钠盐饮食可降
低血压及心血管事件风险 ………………… 88

（四）2021 ESC Meta 分析：无心血管疾病病史且血
压水平正常者药物降压可获益 …………… 89

二、冠心病研究进展 ……………………… 92

（一）2021 ESC：青少年饮酒和吸烟加速动脉硬化 … 92

（二）2021 ESC TOMAHAWK 研究：非 ST 段抬高心
肌梗死致心搏骤停患者早期冠状动脉造影无明
显获益 …………………………………… 93

（三）2021 ESC IAMI 试验：心肌梗死或高危冠心病
患者早期接种流感疫苗可以降低全因死亡、心
肌梗死或支架内血栓形成的复合风险 …… 95

（四）2021 ESC MASTER DAPT：高出血风险患者
PCI 术后双联抗血小板治疗 1 个月足够 ……… 97

（五）2021 ESC RIPCORD2 研究：与单独血管造影
相比在诊断性冠状动脉造影时增加血流储备
分数评估并无优势 ………………………… 99

（六）2021 ESC SMART-MI 研究：置入式心脏监控
器可更多检出心肌梗死后患者心律失常事件 … 100

（七）2021 ESC STOPDAPT-2 ACS 研究：术后 1 个

月的双联抗血小板治疗随后氯吡格雷单药
治疗是否可行 ·············· 102

（八）2021 ESC：基于转录组的聚类和药物相互作
用的基因分析有助于预测药物与动脉粥样硬
化组织的相互作用 ·············· 103

三、心力衰竭研究进展 ·············· **105**

（一）2021 ESC DAPA-HF 研究事后分析：达格列
净心血管疾病临床获益再添新证据 ·············· 105

（二）2021 ESC GUIDE-HF 研究：血流动力学
指导心力衰竭管理明显获益 ·············· 108

（三）2021 ESC EMPEROR 研究：恩格列净增加射
血分数保留的心力衰竭患者临床获益 ·············· 109

（四）2021 ESC：人工智能方法有助于识别对 β 受
体阻滞剂治疗有反应的心力衰竭患者 ·············· 110

四、心律失常研究进展 ·············· **113**

（一）2021 ESC Amulet IDE 试验：非瓣膜性心房颤
动患者 Amulet 封堵器安全有效性 ·············· 113

（二）2021 ESC APAF-CRT 研究："消融 + CRT"
策略可显著提高心房颤动患者生存率 ·············· 116

（三）2021 ESC DECAAF Ⅱ 试验：MRI 引导下心房
颤动消融术是否优于传统肺静脉隔离术 ·········· 117

（四）2021 ESC EAST-AFNET 4 试验：无症状心房
颤动患者早期、系统的节律控制可获益 ·········· 118

（五）2021 ESC ACTIVE-AF 研究：有氧运动可以降
低心房颤动的频率和严重程度 ·············· 120

（六）2021 ESC PULSE-AI 研究：机器学习预测算法
识别未确诊心房颤动的高危患者 ·············· 121

（七）2021 ESC LOOP 研究：不是所有的心房颤动

都值得筛查，也不是所有筛查出的心房颤动
都值得抗凝治疗 ·· 122

五、高脂血症研究进展 ·· 125
2021 ESC NATURE PCSK9 试验：PCSK9 siRNA 疫苗
降低 LDL 水平及冠状动脉事件罹患风险 ············· 125

六、风险评估研究进展 ·· 127
（一）2021 ESC：中年人适量咖啡摄入可降低脑卒中
和致命性心脏病风险 ·································· 127
（二）2021 ESC：肉类中的饱和脂肪酸增加心血管
风险 ·· 128
（三）2021 ESC SsaSS 研究：使用盐替代品可减少
心血管事件和死亡风险 ····························· 130

七、结构性心脏病研究进展 ·· 132
2021 ESC ENVISAGE-TAVI AF 研究：经导管主动脉
瓣置换术后依度沙班不劣于维生素 K 拮抗剂 ········ 132

八、指南更新 ·· 134
（一）2021 ESC 急慢性心力衰竭诊断和治疗指南 ····· 134
（二）2021 ESC 瓣膜性心脏病管理指南 ··············· 137
（三）2021 ESC 心血管疾病临床预防指南 ············· 140
（四）2021 ESC 心脏起搏和再同步化治疗指南 ········ 147

九、其他研究进展 ·· 167
（一）2021 ESC EURO-ENDO 研究：培养阴性感染
性心内膜炎患者病死率更高 ······················· 167
（二）2021 ESC FIGARO-DKD 研究：慢性肾病合
并 2 型糖尿病患者非奈利酮降低心血管事件
风险 ·· 168
（三）2021 ESC VANISH 试验：缬沙坦可减缓肥厚
型心肌病临床进展 ·································· 170

（四）2021 ESC ACST-2 研究：无症状重度颈动脉
狭窄患者颈动脉动脉剥脱术和颈内动脉支架
置入术临床获益相似 ·················· 171

（五）2021 ESC：无人机运送的除颤器有助于拯救
生命 ························· 172

（六）2021 ESC PRONOUNCE 研究：地加瑞克和亮
丙瑞林治疗前列腺癌患者心血管疾病风险没
有差异 ························ 173

2021 美国心脏病学会科学年会（ACC）概况

首都医科大学附属北京安贞医院　李艳芳

2021 年的 ACC 原计划于 3 月份在美国亚特兰大举行，会议日期推迟了 2 个月，于 2021 年 5 月 15 日至 17 日以全虚拟的形式在线上召开。

3 天的会期里，展示了 200 多项医学教育课程，10 个特定的指南课程，11 项核心领域的学习路径，以及一些特色主题，如新型冠状病毒肺炎（COVID-19）和新兴专业 – 心脏的产科子专业。新冠肺炎大流行延缓了心脏病学领域的一些研究进展，但近期已逐步恢复，今年提交给大会的论文摘要数量和质量并不劣于往年。本届大会共收到来自 76 个国家的 5258 篇论文摘要，其中 3400 多篇被选为口头或壁报展示，包括 25 个将在 5 项专题会议上公布的最新临床试验。

COVID-19 成为 5 月 15 日上午会议的主旨演讲之一，会议就有关新冠肺炎大流行期间吸取的教训，以及如何进行临床试验和疫苗开发的相关议题进行了研讨。

会议公布了 PARADISE-MI 临床研究结果，该试验首次进行了心肌梗死后射血分数（EFs）降低但无心力衰竭病史患者服用诺欣妥（ARNI）和血管紧张素转化酶抑制剂（雷米普利）的头对头比较，参加研究的 5669 名患者随机分为两组，试验组服用 200mg 沙库巴曲缬沙坦，每日 2 次；对照组服用 5mg 雷米普利，每日 2 次。尽管研究的数字获益趋势始终倾向于诺欣妥而非雷米普利，但 3 期研究未能达到降低急性心肌梗死后心血管死亡和心力衰竭事件风险优势疗效的主要终点。

ADAPTABLE 研究对服用 81mg 和 325mg 阿司匹林用于动脉硬化性心血管疾病（ASCVD）高危患者二级预防的效果进行了观察。研究入选了 PCORnet（国家以患者为中心的临床研究网络）中的 15 000 名患者，对服用阿司匹林约 4 年内的疗效和主要出血情况进行了分析。结果提示，服用 81mg 和 325mg 阿司匹林的有效性和安全性相似，但 81mg 剂量组的依从性更好。

来自加拿大的 LAAOS-Ⅲ 试验结果提示，在规范抗凝治疗的基础上，心房颤动（房颤）患者在行心脏外科手术过程中行 LAAO（左心耳封堵术）可减少缺血性脑卒中达 33%，术后 30 天可减少 42% 的相对风险。

ATLANTIS 试验入选了 1510 名患者，研究了新型口服抗凝血药阿哌沙班在预防 TAVR 术后心血管事件方面是否优于无抗凝适应证患者的抗血小板治疗及维生素 K 拮抗剂的治疗。结果表明，无论患者是否有口服抗凝血药（OAC）适应证，TAVR 术后应用阿哌沙班的抗栓策略并不优于标准抗栓策略。

全球 DARE-19 试验：因心血管、代谢疾病或肾脏危险因素而住院的 COVID-19 患者中使用达帕格列嗪（Farxiga）治疗糖尿病和心力衰竭，并按当地标准观察 30 天的疗效。达帕格列嗪在降低器官功能障碍和全因死亡的主要终点上没有达到统计学意义。

FLOWER-MI 试验：从法国 41 个中心入选了 1171 例已成功处理罪犯血管且至少有一个非罪犯血管狭窄程度 ≥ 50% 的 ST 段抬高型心肌梗死（STEMI）患者，观察了血流储备分数（FFR）

是否比血管造影能更好地指导冠状动脉至少有 50% 狭窄、至少一个非罪犯血管需要经皮冠状动脉介入（PCI）治疗的 STEMI 患者的完全性多支血管重建。结论：FFR 指导下的 PCI 治疗多支血管病变的 ST 段抬高型心肌梗死并无优势。

RADIANCE-HTN 研究是一项随机、国际化、多中心、单盲、假手术对照试验，全球共 53 个研究中心参与其中，本试验纳入了服用至少 3 种降压药物（包括一种利尿剂）后降压效果不佳，诊室血压仍大于 140/90mmHg 的高血压患者。一级终点显示，与假手术组相比，术后 2 个月显著降低了日间血压，说明基于导管的肾脏去交感神经术对轻度到难治性高血压具有较好的疗效，可成为难治性高血压患者的一种新选择。

GALATIC-HF 试验结果表明，奥美替夫 - 美卡比尔（ome-camtiv-mecarbil）作为一种新型促肌肉收缩药物，能够改善心脏功能，在左室射血分数（LVEF）严重减低的心力衰竭患者中获益最大。这一发现有力证明该药具有治疗晚期射血分数减低心力衰竭（HFrEF）的潜力。本试验由美国旧金山退伍军人事务医学中心心力衰竭研究所主任 Teerlink 教授领衔完成。与安慰剂相比，奥美替夫 - 美卡比尔可降低心力衰竭相关事件或心血管死亡风险 8%。此外，奥美替夫 - 美卡比尔组的 NT-proBNP 水平显著降低，心肌肌钙蛋白 I 升高幅度最小，安全性比较，两组不良事件没有显著差异。这项研究为应用奥美替夫 - 美卡比尔治疗慢性心力衰竭提供了有益的参考，慢性心力衰竭的治疗有望迈入一个新的时代。

加拿大的 CAPITAL CHILL 研究，回答了在院外心搏骤停且昏迷者中采用中度和轻度低温哪种方法更好。结果表明，在改善院外心搏骤停昏迷存活者（OOHCA）6 个月病死率或神经功能预后方面，中度低温（目标温度 31℃）并不优于轻度低温（目标温度 34℃），两组相比差异无统计学意义。

本届 ACC 采用了线上虚拟形式，其丰富多彩的会议内容，令人耳目一新的研究成果，全球医务工作者的积极参与，使大会取得了圆满成功。

一、高血压研究进展

2021 ACC RADIANCE-HTN TRIO 研究：肾交感神经去除术在难治性高血压患者中的治疗作用

RADIANCE-HTN TRIO 试验探讨了肾交感神经去除术（RDN）在难治性高血压患者中的治疗作用。根据研究结果，在难治性高血压患者中，RDN 与假手术相比，两个月时日间收缩压（SBP）降低幅度更大，主要不良反应没有差异。该研究结果于当地时间 5 月 16 日在 ACC2021 期间发表，并同步发表在《柳叶刀》上。

这项国际研究在美国、英国和五个欧洲国家招募了 989 名患者（平均年龄 53 岁；20% 为女性；20% 为黑种人）。入选了基线时平均服用了 4 种抗高血压药物，但血压仍较高的患者，平均水平为 163/104mmHg。其中约 1/4 的患者患有 2 型糖尿病，体重指数中位数约为 32.7kg/m²。

在研究开始时，患者改用钙通道阻滞剂、血管紧张素受体阻滞剂和噻嗪类利尿剂固定复方制剂每日 1 次。通过尿液检测评估治疗的依从性。4 周后，入选白天动态血压 ≥ 135/85mmHg 的患者随机接受超声 RDN（$n=69$）或假手术（$n=67$）。采用患者和评估者双盲的方法。

结果显示，在意向治疗人群中，RDN 组在两个月时的日间动态 SBP（主要终点）降低了 8mmHg，而假手术组则降低了 3mmHg。组间差异的中位数为 –4.5mmHg（调整后的

$P=0.022$）。无论性别、种族、年龄、腰围大小或研究开始时的血压水平如何，RDN 的益处都是一致的。在具有完整动态血压数据的患者中，组间差异的中位数为 −5.8mmHg（调整后 $P=0.0051$）。同样与假手术组相比，RDN 的 24 小时动态间收缩压、夜间动态间收缩压和诊室间收缩压均显著降低。安全性方面，两组之间手术后 30 天内发生的主要不良事件没有差异，包括全因死亡、肾衰竭、血栓、需要治疗的肾静脉或动脉所有并发症，严重增加的血压水平。

研究人员指出，这些结果与针对轻度至中度高血压患者的 RADIANCE-HTN SOLO 试验得出的结果一致，证实超声 RDN 可以降低各种高血压的血压。这项研究将持续对患者进行 3 年随访，以评估 RDN 手术的持久性、安全性和持续获益。

RADIANCE-HTN TRIO 研究证实，虽然 RDN 能够一定幅度的降压，但是这种治疗方法是否能进入临床一线应用，目前仍不能盲目乐观。首先，研究人员从 53 个中心用了 4 年时间，筛选了近 1000 名"顽固性高血压"患者，因为大多数患者接受三联标准治疗后血压下降均比较满意，最终只招募了 136 名患者。 说明大多数的顽固性高血压病例是可以应用药物治疗控制的。其次，该研究结果仅仅随访了 2 个月，仍需进一步随访确认其安全性及有效性。另外，收缩压的这种更温和的下降是否会减少临床结果，例如脑卒中、心肌梗死或肾衰竭等，仍不确定。最近对来自 48 项降压药物随机试验的 344 000 多名患者进行的荟萃分析发现，收缩压降低 5 mmHg 可使心脏事件的风险相对降低约 10%。 这听起来似乎很强大，但绝对风险降低的范围是每 1000 患者从每年减少 3.7 次事件增加到每年 6.0 次事件，所以这也只是一个很小的区别。最后，也是最重要的一点，如果在目前三联治疗的基础上，再加上 β 受体阻滞剂、螺内酯或氨苯蝶啶等利尿剂，是不是能起到与去神经术相似的效果，目前也不得而知。

（首都医科大学附属北京安贞医院　师树田）

二、冠心病研究进展

（一）2021 ACC：美国心脏病学会全球心脏病
治疗计划 1 年成果

2021ACC 上发布了美国心脏病学会（ACC）全球心脏病治疗倡议（GHATI）项目第一年的数据，该项目对低收入和中等收入国家的心脏病治疗效果产生了可观的积极影响。

全球每年约有 1700 多万人死于心血管疾病。其中 3/4 发生在低收入和中等收入国家，这些国家每年发生约 300 万例 ST 段抬高型心肌梗死（STEMI）。STEMI 是冠状动脉急性闭塞导致的最致命的心脏病发作类型，在美国或欧洲，心脏病患者的生存概率为 95% ～ 97%，而在低收入和中等收入国家，生存概率要低得多，只有 80% ～ 90%。

ACC 于 2019 年推出 GHATI 项目，通过鼓励收入和中等收入国家医疗系统遵守冠心病指南指导进行医疗治疗，改善低收入和中等收入国家心脏病患者的预后。到第一年结束时，GHATI 项目已经跟踪了四大洲 13 个国家 18 个医疗中心的 2000 多名患者的 STEMI 治疗方案和结果。结果显示约 90% 因心脏病住院的患者坚持指南指导的药物治疗；该研究还记录了这一年中几个关键指标的改善。显然，在低收入和中等收入所有国家还是有机会改善医疗系统治疗和降低心血管疾病的死亡。研究者称："我们很高兴，在一年的时间里，结果朝着正确的方向发展。我们打算继续发展这个项目，使其成为许多其他国家改善心脏病治疗的典范，并最终对降低病死率产生重大影响。"

GHATI 项目的积极结果吸引了 ACC 大会上来自世界各地的专家，在这一年时间中，患者前往医院的平均时间减少了 38 分钟；到达时心搏骤停率下降 4.6%；从第一次医疗接触到使用设备打开阻塞冠状动脉的时间缩短了 28%。

众所周知，所有这些因素都能改善心脏病发作后的预后。研究人员表示，虽然这项研究不是随机对照试验，也不能绝对地将这些改善都归功于 GHATI 项目，但来自参与者的反馈和此前关于质量改善的大量研究表明，GHATI 项目确实有助于促进积极的变化。另外，对参与这个项目的机构也有获益。"以前从未收集过数据的地方现在正在开始数据搜集。这导致了文化观念的改变，因为各医疗机构学会了密切关注他们的临床实践，并会互相讨论彼此的结果。仅仅通过这样强化数据搜集，我们就可以开始看到积极的影响。"研究结果表明，低收入和中等收入国家的医师普遍熟悉 ACC 的治疗指南，对指南往往有高度依从性。但医院环境之外的系统性因素，如救护车和急救系统的效率，可能对结果也有重大影响，目前想要改变还比较困难。研究人员认为可将 GHATI 项目继续推广到更多地点和国家，即使是现在最好的医疗中心和高收入国家。"心脏病治疗团队的临床医师都有天生的竞争意识——他们都有持续改进方案以期待达到更好预后的内在驱动力，即使是最好的也有可以改进的空间。"

（首都医科大学附属北京安贞医院　蒋志丽）

（二）2021 ACC ADAPTABLE 研究：低剂量和高剂量阿司匹林对心血管疾病二级预防的获益与风险均相似

ADAPTABLE 研究的结果于 2021 年 5 月 15 日在 ACC 2021 期间公布，并同步发表在《新英格兰医学》上。

【研究背景】

适当剂量的阿司匹林可降低已确诊的动脉粥样硬化性心血管疾病患者的死亡、心肌梗死和脑卒中风险，并最大限度的减少出血发生率。然而，阿司匹林二级预防的最佳剂量尚不清楚。

【研究方法】

采用开放标签、务实的设计，将动脉粥样硬化性心血管疾病患者随机分配到每天服用 81mg 或 325mg 阿司匹林的治疗策略组。主要有效性终点是在事件时间分析中评估的全因死亡、心肌梗死住院或卒中住院的复合终点。主要安全性结局是因为大出血的住院率。

【研究结果】

本研究总共对 15 076 名患者进行了随访，中位时间为 26.2 个月［四分位距（IQR），19.0 ～ 34.9］。在随机之前，13 537 人（96.0%）已经在服用阿司匹林，其中 85.3% 的患者每天服用 81mg 阿司匹林。81mg 组 590 名患者（估计百分比，7.28%）和 325mg 组 569 名患者（估计百分比，7.51%）发生死亡、心肌梗死住院或脑卒中住院［风险比，1.02；95% 置信区间（CI），0.91 ～ 1.14］。81mg 组 53 例患者（估计百分比，0.63%）和 325mg 组 44 例患者（估计百分比，0.60%）因大出血住院（风险比，1.18；95% CI，0.79 ～ 1.77）。分配至 325mg 的患者的剂量转换发生率高于分配至 81mg 的患者（41.6% 与 7.1%），并且暴露于指定剂量的中位天数更少（434 天 vs. 650 天）。

【研究结论】

在这项涉及已确诊心血管疾病患者的实用临床试验中，大剂量阿司匹林组转换为每天服用 81mg 的患者较多，并且每天服用 81mg 阿司匹林和每天服用 325mg 阿司匹林的患者在心血管事件或大出血方面没有显著差异。

【评论】

ADAPTABLE 试验是一项随机、平行、开放标签的试验研究，涉及 40 个参与的中心，旨在区分两种不同常用处方剂量阿司匹林的二级预防患者之间的心血管事件和大出血事件。

试验者提出假设，与每天服用 81mg 阿司匹林相比，每天服用 325mg 阿司匹林会使任何原因死亡、心肌梗死住院或脑卒中住院的复合风险降低 15%。在对 15 076 名患者进行 26.2 个月的随访后，两种阿司匹林剂量之间的主要复合结果没有显著差异。

该试验的一个主要限制是从阿司匹林 325mg 组到阿司匹林 81mg 组的患者交叉率为 41.6%，而随机分配到 81mg 组的患者交叉率为 7.1%。因此，随机错误分类可能使该分析的结果显著偏向于零。该设计是开放标签的，约 10% 的研究参与者在研究期间停用了阿司匹林，鉴于主要结果，仅 2 年多的随访期相对较短。在低剂量阿司匹林组中观察到的较高依从率可能与患者对该剂量的熟悉程度有关，因为大多数（85.3%）患者在参与试验之前已经服用了低剂量阿司匹林。此外，瘀伤和出血的副作用可能导致从高剂量阿司匹林过渡到低剂量阿司匹林。ESC 和 ADA 等指南推荐的不同也可能影响临床医师减少阿司匹林的剂量，它们更倾向于低剂量阿司匹林。肝病等增加出血风险合并症，可能会影响高剂量阿司匹林的应用，而涉及同时使用抗凝剂（癌症或心房颤动的患者）的情况也更适合低剂量阿司匹林。其他更适合使用低剂量阿司匹林的临床情况包括"三联抗栓疗法"，其中心房颤动患者接受经皮冠状动脉介入治疗（PCI）并接受双联抗血小板治疗及抗凝治疗，尤其是与替格瑞洛联合应用，更倾向于应用低剂量的阿司匹林以尽量减少出血风险。

进行了修订后的统计策略分析结果表明 81mg 剂量的心血管事件发生率略高，这表明 325mg 剂量的阿司匹林对心血管的潜在益处。该试验的局限性确实显著降低了 ADAPTABLE 的临床效用，临床医师在根据试验结果提出治疗改变建议时应更加谨慎。

然而，尽管该研究存在局限性，但由于其新颖的方法，ADAPTABLE 确实代表了美国心血管研究的重大进展。利用实用的试验设计，研究作者利用 PCORnet® 进行参与者识别、招募和随访。知情同意是通过电子方式完成的。所有试验访问都是通过线上虚拟方式或通过电话进行的，远程确定结果。这些新颖的方法可保证试验进度，同时减轻患者和研究地点的研究负担，并显著降低成本。尽管如此，该试验设计在其开放标签方法和未经裁决的结果确定方面受到限制。令人惊讶的是，如文章所述，务实的试验设计并未改善女性和传统上代表性不足的群体的纳入率，这反映了传统心血管研究中的纳入挑战。然而，该试验确实侧重于老年人（纳入标准是年龄 ≥ 65 岁），这通常是先前研究中代表性不足的人群。

当将阿司匹林 325mg/d 与阿司匹林 81mg/d 用于 ASCVD 二级预防时，ADAPTABLE 试验未检测到心血管结局或大出血事件的差异。然而，结果可能会因组之间的显著交叉而产生偏差。鉴于在 ADAPTABLE 中使用高剂量阿司匹林没有增加疗效，较高的交叉和停药率，以及在最近的试验中看到的最小的心血管益处和升高的出血风险，以及更长时间的阿司匹林用于一级预防随访研究，低剂量阿司匹林可能仍然是大多数已确诊心血管疾病患者的首选。

（首都医科大学附属北京安贞医院　师树田

河北衡水市人民医院　宋俊迎）

（三）2021 ACC FLOWER-MI 研究：
急性心肌梗死患者 FFR 指导的非罪犯血管 PCI
与血管造影术指导相比没有明显获益

FLOWER-MI 试验的结果于 5 月 16 日在 ACC 2021 期间发表，结果表明在接受完全血运重建的 ST 段抬高型心肌梗死（STEMI）患者中，在 1 年时的死亡、心肌梗死或紧急血运重建风险方面，血流储备分数（FFR）指导的策略与血管造影指导的策略相比并无显著益处。该研究结果同步发表在《新英格兰医学》上。

【研究背景】

在有多支血管病变的 STEMI 患者中，对非罪犯病变行经皮冠状动脉介入治疗（PCI）（完全血运重建）优于仅对罪犯病变实施治疗。然而，FFR 指导下的完全血运重建是否优于血管造影指导下的完全血运重建策略尚不明确。

【研究方法】

在此项多中心试验中，我们将已成功接受梗死相关动脉 PCI 的多支血管病变 STEMI 患者随机分组，两组分别接受 FFR 和血管造影指导下的完全血运重建。主要终点是由 1 年时的全因死亡、非致死性心肌梗死或导致紧急血运重建的计划外住院构成的复合终点。

【研究结果】

在 FFR 指导组和血管造影指导组中，每例患者因非罪犯病变置入的支架平均（±SD）数分别为（1.01±0.99）个和（1.50±0.86）个。随访期间，FFR 指导组 586 例患者中的 32 例（5.5%）和血管造影指导组 577 例患者中的 24 例（4.2%）发生了主要终点事件（风险比，1.32；95% 置信区间，0.78 ~ 2.23；$P=0.31$）。FFR 指导组 9 例（1.5%）和血管造影指导组 10 例（1.7%）患者死亡；两组分别有 18 例（3.1%）和 10 例（1.7%）患者发生非致死性心肌梗死；两组分别有 15 例（2.6%）和 11 例（1.9%）例患者发生导致紧急血运重建的计划外住院。

【研究结论】

在接受完全血运重建的 STEMI 患者中，在 1 年时的死亡、心肌梗死或紧急血运重建风险方面，FFR 指导的策略与血管造影指导的策略相比并无显著益处。然而，鉴于效应估计值的置信区间较宽，因此我们无法对上述结果做出明确解读。

【评论】

该试验在法国的 41 个中心进行，将 1171 名成功接受梗死相关动脉 PCI 的患者随机分配接受 FFR 或血管造影指导的完全血运重建。在同一次住院期间，第 2 次手术在第 1 次手术后的 5 天内进行。平均而言，患者年龄为 62 岁，83% 为男性。

12 个月后，FFR 指导组中 5.5% 的患者死亡、再次发生非致命性心肌梗死或接受了额外的支架置入手术，而血管造影指导组中的这一比例为 4.2%，无统计学显著差异。因此，该研究未能达到其主要终点。然而，研究人员指出，鉴于估计效果的置信区间很宽，研究结果不允许做出结论性的解释。

两组患者主要不良心血管事件的发生率远低于研究人员预

期的一年 5%。FFR 指导的策略成本更高，从成本效益的观点分析，更倾向于单独使用血管造影术。

（首都医科大学附属北京安贞医院　师树田）

（四）2021 ACC HOST-EXAM 研究：支架术后单药抗血小板治疗氯吡格雷优于阿司匹林

当地时间 5 月 16 日，在 ACC 2021 上，来自韩国首尔国立大学医院 Hyo-Soo Kim 教授公布了 HOST-EXAM 研究结果，在冠状动脉支架置入术后 1 年无不良事件的患者中，长期使用氯吡格雷维持抗血小板单药治疗比应用阿司匹林效果更好。该研究同时发表在《柳叶刀》上。

【研究背景】

经皮冠状动脉介入治疗（PCI）后，指南建议初始 6～12 个月的双重抗血小板治疗（DAPT）；此后，无限期维持单一抗血小板治疗对动脉粥样硬化心血管事件的二级预防。目前，尚无大型随机对照研究比较停用 DAPT 后的患者在长期维持期间的最佳抗血小板单药治疗方案。HOST-EXAM 试验，以头对头方式比较了阿司匹林和氯吡格雷单药治疗，对于停用 DAPT 后长期维持抗血小板治疗的患者中的疗效和安全性。

【研究方法】

HOST-EXAM 试验是一项由研究者发起的、前瞻性、随机、开放标签的临床试验，在韩国的 37 个研究中心进行。入选标准：在使用药物洗脱支架（DES）进行 PCI 治疗后维持 DAPT 治疗 6～18 个月没有临床事件，并且年龄大于 20 岁的患者。排除所有缺血性和严重出血并发症的患者。患者被随机分配（1∶1）

接受单药氯吡格雷 75mg 每日 1 次或阿司匹林 100mg 每日 1 次，持续 24 个月。主要终点是治疗人群中全因死亡、非致命性心肌梗死、脑卒中、急性冠脉综合征再入院和出血学术研究协会（BARC）3 型或更大出血的复合终点。次要终点为血栓事件复合终点（心源性死亡、非致命性心肌梗死、缺血性脑卒中、急性冠脉综合征再入院和支架内血栓的发生率）和出血事件（BARC 2 型及以上出血）。

【研究结果】

2014 年 3 月 26 日至 2018 年 5 月 29 日期间，共纳入了 5530 名患者。其中 5438（98.3%）名患者入组成功，2710（49.8%）名患者被随机分配到氯吡格雷组，2728（50.2%）名患者阿司匹林组。5338（98.2%）名患者完成了主要终点的确定。在 24 个月的随访期间，氯吡格雷组 152 名（5.7%）、阿司匹林组 207 名（7.7%）患者发生了终点事件。氯吡格雷相对减少风险 27%（风险比，0.73；$P=0.0035$）。氯吡格雷组 3.7% 的患者和阿司匹林组 5.5% 的患者发生心源性死亡、非致死性心肌梗死、脑卒中、ACS 再入院、明确或可能的支架内血栓形成的次要复合终点（风险比，0.68；$P=0.0028$）。预防一次血栓形成事件所需的治疗人数为 59 例。氯吡格雷组 2.3% 的患者和阿司匹林组 3.3% 的患者发生出血（BARC 类型 ≥ 2）（风险比，0.70；$P=0.036$），预防一次出血发作所需的治疗数量为 111 例。

【研究结论】

与阿司匹林单药维持治疗相比，单用氯吡格雷治疗显著降低了全因死亡、非致死性心肌梗死、脑卒中、急性冠状动脉综合征导致的再入院和 BARC 3 型或更高出血的复合终点。在 PCI 后需要无限期单药抗血小板治疗的患者中，氯吡格雷单药治疗在预防未来不良临床事件方面优于阿司匹林单药治疗。

【评论】

本研究尽管事件发生率低于预期，但该研究仍然是一项"非常重要且有影响力的试验"，研究结果具有启发性，与 20 多年前进行的 CAPRIE 试验结果相似，氯吡格雷和阿司匹林可用于二级预防。但在 CAPRIE 研究中，阿司匹林的用药剂量为 325mg/d。氯吡格雷 75mg 与阿司匹林 100mg 相比，结果显示减少出血倾向非常令人印象深刻，也非常令人惊讶。该研究结果可能会改变未来指南推荐。

（首都医科大学附属北京安贞医院　师树田　王　梅）

（五）2021 ACC ISCHEMIA 研究：中重度缺血的慢性冠状动脉疾病选择药物保守治疗还是有创治疗？

从对慢性冠状动脉疾病（CCD）患者 50 多项先前观察性研究的系统回顾来看，经皮冠状动脉介入术（PCI）或冠状动脉旁路移植术（CABG）后解剖或功能性完全血运重建（CR）的实现与生存率和心肌梗死率有关。但是，也并不是所有研究都显示了这种关联，很少有研究针对基线临床特点和解剖协变量的不平衡进行调整。没有研究使用全面的 QCA 核心实验室分析来评估 PCI 和 CABG 后的 CR。与保守（CON）管理策略相比，CR 在接受侵入性（INV）的 CCD 患者中的影响尚未见报告。

参加 ISCHEMIA 试验的 CCD 至少是中度缺血的患者，研究目标：在接受侵入性管理策略的患者中，评估解剖 CR（ACR）和缺血 / 功能 CR（FCR）与不完全血运重建（ICR）的频率和结果。评估与 CON 管理相比，在随机分配到 INV 策略的所有患者中实现 CR 可能产生的影响。

ISCHEMIA 试验，是一项随机、平行对照研究；稳定缺血性心脏病和中至重度缺血的患者随机接受常规侵入性治疗（$n=2588$）与药物治疗（$n=2591$）。在常规侵入性治疗组中，受试者酌情接受冠状动脉造影和 PCI 或 CABG。在药物治疗组中，受试者仅因药物治疗失败才接受冠状动脉造影。总入选 5179 例患者，平均随访 3.3 年，患者平均年龄为 64 岁，其中女性比例 23%，41% 患有糖尿病。入选标准：20 岁以上，无创负荷试验中至重度缺血［核素 ≥ 10% 缺血；超声 ≥ 3 段缺血；心脏磁共振 ≥ 12% 缺血和（或）≥ 3 段有缺血；运动试验 ≥ 2 导联 ST 压低 ≥ 1.5mm 或 < 7 METs 时单导联 ST 压低 ≥ 2mm 并伴心绞痛］。排除标准：≥ 50% 左主干狭窄（CTA 结果），晚期慢性肾病（估计肾小球滤过率 < 30 ml/min），近期心肌梗死，左心室射血分数 < 35%，左主干狭窄 > 50%，基线时不可接受的心绞痛，纽约心脏协会 Ⅲ～Ⅳ 级心力衰竭，一年内既往 PCI 或 CABG。

基线时的心绞痛频率：34% 无心绞痛，44% 每月发作数次，22% 每日 / 每周发作。在整个随访期间，96% 的侵入性组和 28% 的药物治疗组进行了心导管检查，80% 的侵入性组和 23% 的药物治疗组进行了冠状动脉血运重建。

随访 3.3 年时，心血管死亡、心肌梗死、心搏骤停复苏或因不稳定型心绞痛或心力衰竭住院在常规侵入性组为 13.3%，药物治疗组为 15.5%（$P= 0.34$）。侵入性治疗与增加了前 6 个月内的危害事件和减少了 4 年内的获益。心血管死亡或心肌梗死：常规侵入组 11.7% vs. 药物治疗组 13.9%（$P= 0.21$）；全因死亡：常规侵入组的 6.4% vs. 药物治疗组 6.5%（$P= 0.67$）；围手术期心肌梗死：［侵入性 / 保守性风险比（HR）2.98，95% CI 1.87～4.74］；

自发性心肌梗死：侵入性 / 保守性 *HR* 0.67，95% *CI* 0.53 ～ 0.83；心肌梗死：操作性心肌梗死占所有心肌梗死的 20.1%，与无心肌梗死相比，自发性心肌梗死与全因死亡的风险增加 2.4 倍（*P* < 0.001）相关，心血管病死亡的风险增加 3.4 倍（*P* < 0.001）。与无心肌梗死相比，操作性心肌梗死与全因死亡（*HR* 1.14，95% *CI* 0.42 ～ 3.08）或心血管病死亡无关（*HR* 1.99，95% *CI* 0.73 ～ 5.43）。

生活质量结果如下。西雅图心绞痛问卷（SAQ）3 个月时侵入性治疗与非手术治疗的评分：总体 4.1 分，基线时每天 / 每周心绞痛 8.5 分，基线时每月心绞痛 5.5 分，基线时无心绞痛者为 0.1 分。侵入性治疗与非手术治疗在 12 个月时的 SAQ 总分：总体 4.2 分；侵入性治疗与非手术治疗在 3 个月时的 SAQ 总分：总体 2.9 分，与不完全血运重建相比，完全血运重建与心绞痛相关生活质量的改善更大有关，尤其是在基线每周 / 每天有心绞痛的患者。

缺血和解剖与临床结果的关系：缺血程度与全因死亡之间没有关联（*P*=0.33）。缺血程度与心肌梗死之间存在弱关联（*P*= 0.04）。冠心病的程度（改良杜克预后评分）与全因死亡（*P* < 0.001）和心肌梗死（*P* < 0.001）之间存在关联。无论缺血程度如何，主要结果（死亡或心肌梗死）在侵入性和非手术治疗均相似（*P*= 0.28）。无论缺血程度如何，侵入性和非手术治疗的病死率关系都相似（*P*=0.23）。无论缺血程度如何，心肌梗死侵入性和非手术治疗关系都相似（*P*=0.15）。无论冠状动脉疾病的程度如何，主要结果（死亡或心肌梗死）的侵入性与保守性关系都相似（相互作用的 *P*=0.17）。无论冠状动脉疾病的程度如何，侵入性与保守性的病死率关系都相似（交互作用 *P*= 0.83）。无论冠状动脉疾病的程度如何，侵入性与保守性心肌梗

死的关系都相似（相互作用的 $P = 0.26$）。心力衰竭与临床结果的关系：在有心力衰竭 / 左心室功能障碍的受试者中，累积发病率为 22.7%，而在没有心力衰竭 / 左心室功能障碍的受试者中，累积发病率为 13.8%。在心力衰竭 / 左心室功能不全的患者中，侵入性治疗与非手术治疗的主要结局发生率较低（17.2% vs. 29.3%）。在没有心力衰竭 / 左心室功能障碍的患者中，侵入性治疗与获益无关（13.0% vs. 14.6%；$P = 0.055$）。解剖完全血运重建与临床结果的关系：在随机接受侵入性治疗的患者中，完全血运重建与不完全血运重建对主要结局的影响差异无统计学意义（HR 0.79，$P=0.22$），在随机接受侵入性治疗的患者中，功能完全血运重建与不完全血运重建对主要结局的影响差异无统计学意义（HR 0.96，$P=0.80$）。

在无创负荷试验中稳定缺血性心脏病和中至重度缺血的患者中，与最佳药物治疗相比，常规有创治疗未能减少主要不良心脏事件。在心力衰竭 / 左心室功能不全的患者中，与非手术治疗相比，侵入性治疗的益处可能更大。在全因死亡或心血管病死亡 / 心肌梗死方面，侵入性治疗也没有益处。1/3 的受试者报告基线时没有心绞痛症状。3 个月时症状获益有适度改善，尤其是在每日 / 每周心绞痛患者中，持续 12 个月和 36 个月。常规侵入性治疗与 6 个月心肌梗死的增加和 4 年时心肌梗死的减少明显相关。操作相关性心肌梗死与全因或心血管病死亡的增加无关，而自发性心肌梗死与全因或心血管病死亡的增加有关。这些结果不适用于当前 / 近期患有急性冠脉综合征、症状严重的患者、左主干狭窄或左心室射血分数 < 35% 的患者。负荷试验中的严重缺血与心肌梗死有关，而冠心病的严重程度与死亡和心肌梗死有关。然而，在无创检测结果严重缺血和广泛冠状动脉疾病的患者中，侵

入性治疗与非手术治疗在总体上缺乏益处是相似的。

研究表明，需要在心绞痛负担和药物治疗的背景下仔细考虑对稳定型缺血性心脏病患者的侵入性治疗，减少手术并发症，并实现最佳冠状动脉血运重建。

（首都医科大学附属北京安贞医院　师树田

北京中医药大学附属三院　王　冠）

（六）2021 ACC PARADISE-MI 研究：在严格管理的高危心肌梗死患者 ARNI 与 ACEI 相比无明显获益

当地时间 5 月 15 日，在 ACC 2021 年会上，PARADISE-MI 试验的结果公布。结果显示，与 ACEI 雷米普利相比，血管紧张素受体脑啡肽酶抑制剂（ARNI）沙库巴曲缬沙坦并没有显著降低急性心肌梗死（AMI）后患者的心血管病死亡、心力衰竭（HF）住院率或需要治疗的门诊心力衰竭的发生率。然而，沙库巴曲缬沙坦的安全性和耐受性与雷米普利相当。

【研究背景与研究目的】

AMI 幸存的患者有发生症状性心力衰竭或过早死亡的风险。与已证实的 ACEI 相比，沙库巴曲缬沙坦是否能有效治疗慢性心力衰竭，可预防心力衰竭的发展并减少高危 AMI 后的心血管死亡，目前并不清楚。

该试验的目的是评估沙库巴曲缬沙坦与雷米普利在严格管理的高危 AMI 人群中的疗效和安全性。

【研究方法】

一周内具有 AMI 表现，新发现左心室射血分数（LVEF）≤

40% 的患者以 1 ： 1 的方式随机接受沙库巴曲缬沙坦（目标剂量 97/103mg 每日 2 次）（n=2830）或雷米普利（目标剂量 5mg 每日 2 次）（n=2831）。中位随访时间为 23 个月。入选患者平均年龄为 64 岁，其中女性比例为 24%。纳入标准：AMI 表现，新诊断 LVEF ≤ 40%，有或无肺淤血；加上以下表现的其中一项：年龄 ≥ 70 岁、心房颤动、估计肾小球滤过率（eGFR）< 60、糖尿病、既往心肌梗死、LVEF < 30%、心功能 Killip 分级 ≥ Ⅲ、ST 段抬高心肌梗死（STEMI）无再灌注。排除标准：既往心力衰竭，临床不稳定，eGFR < 30。主要终点：心血管死亡、首次心力衰竭住院或门诊心力衰竭事件的复合终点。次要终点：心血管死亡或首次心力衰竭住院，首次心力衰竭住院或门诊心力衰竭事件，心血管死亡、非致命性 MI 或非致死性脑卒中，心血管病死亡和因心力衰竭、MI 或脑卒中而住院的总人数，全因死亡。

【研究结果】

沙库巴曲缬沙坦组与雷米普利组的心血管死亡、首次心力衰竭住院或门诊心力衰竭事件的主要复合终点分别为 11.9% 与和 13.2%（P=0.17）。心血管死亡：5.9% vs. 6.7%（P=0.20），心力衰竭住院：6% vs. 6.9%（P=0.17），全因死亡：7.5% vs. 8.5%（P=0.16），总心力衰竭住院、门诊心力衰竭事件和 CV 病死率：8.4 /100 患者年 vs. 10.1/100 患者年（P=0.02）。此外，两组的不良事件发生率相当，血管性水肿、钾水平异常、肾功能损害或肝脏异常的发生率没有显著差异。服用沙库巴曲缬沙坦的患者出现低血压的概率略高，而服用雷米普利的患者出现咳嗽的可能性略高。

【研究结论】

在严格管理的高危 AMI 人群中，与应用雷米普利治疗相比，沙库巴曲缬沙坦并未显著降低心血管病死亡、心力衰竭住院率或需要治疗的门诊心力衰竭。沙库巴曲缬沙坦在 AMI 人群中的安全性和耐受性与 ACEI 相当。

【评论】

该研究没有显著降低主要终点，但如果考虑到心力衰竭复发事件而不仅仅是首次心力衰竭事件时，沙库巴曲缬沙坦可能具有一定优势，但该研究并不能得到确定性结果。沙库巴曲缬沙坦可减轻心力衰竭发展的一些结局指标，如全因死亡、总心力衰竭住院、门诊心力衰竭事件和心血管死亡等，但需要进一步评估。这项试验虽然不会改变指南推荐，但它应该让医师在心力衰竭患者中使用沙库巴曲缬沙坦感到更加得心应手。

（首都医科大学附属北京安贞医院　师树田

山东中医药大学附属医院　武昊鹏）

（七）2021 ACC TWILIGHT 研究新分析：PCI 早期停用阿司匹林是否为女性带来更大获益

TWILIGHT 研究的主要结果显示：接受药物洗脱支架（DES）介入治疗高危经皮冠状动脉介入治疗（PCI）患者是否长期仅需接受替格瑞洛单抗即可？结果提示，3 个月双联抗血小板治疗（DAPT）后替格瑞洛单药治疗可显著降低高危患者出血相对风险达 44%，且不影响缺血获益。但考虑到与男性相比，女性在 PCI 术后出血的风险更高，2021ACC 发布的 TWILIGHT 研究新分析是为了调查 TWILIGHT 的结果是否与性别有关。

TWILIGHT 试验随机化了 7119 名具有高缺血性或出血风险的患者，这些患者已成功接受 PCI 治疗，至少使用了一个药物洗脱支架，并完成了 3 个月的阿司匹林或安慰剂双联抗血小板治疗，再加开放标签替格瑞洛治疗 12 个月。单药替格瑞洛治疗 1 年中 BARC 2、BARC 3 或 BARC 5 型出血的主要终点几乎减半，发生率为 4%，而替格瑞洛 + 阿司匹林组为 7.1%（HR，0.56）。两组缺血性事件相似。其中女性占研究人群的 23.9%，平均年龄大于男性，和男性比较，女性患有糖尿病、慢性肾脏疾病、贫血和高血压的比例更高，而男性则有更多吸烟者。男性既往有冠心病史的发生率较高，而女性发生需要冠状动脉介入治疗的 ACS 更多。

未经调整的结果显示，1 年 BARC 2、BARC 3 或 BARC 5 型出血的女性比例（6.8%）高于男性（5.2%），HR 为 1.32（95% CI，1.06 ~ 1.64）。但在调整基线特征后，这些差异变得不显著（HR，1.20；95% CI，0.95 ~ 1.52）。通过调整基线特征，最严重的出血类型（BARC 3 和 BARC 5）并没有减少多少，HR 从 1.57 降至 1.49。与双抗组相比，替格瑞洛组男性（校正 HR，1.06）和女性（校正 HR，1.04）的主要缺血终点死亡 / 心肌梗死 / 脑卒中均未增加。

在两个治疗组中，无论男性还是女性，替格瑞洛单药治疗均可减少 BARC 2、BARC 3 或 BARC 5 型出血。这一终点在接受双抗治疗的女性中从 8.6% 降至仅接受替格瑞洛治疗的女性中的 5.0%（校正 HR，0.62），在男性中从 6.6% 降至 3.7%（校正 HR，0.57）。女性（3.6%）与男性（2.9%）相比，出血的绝对风险降低更多。

治疗效果和性别在全因死亡方面存在显著的相互作用，这是一个预先设定的终点，与男性相比，女性替格瑞洛单抗治疗在全因死亡方面有更大的降低。这种病死率的降低是否是因为女性比男性出血风险更大，替格瑞洛单抗治疗可使女性出血的绝对风险减低更多，可能需要更多的研究去证实。

（首都医科大学附属北京安贞医院　蒋志丽　高　海）

（八）2021 ACC RAPID TnT 研究：0/1 小时高敏肌钙蛋白 T 方案在疑似急性冠脉综合征患者中未减少缺血事件

2021 年 5 月 16 日，ACC 2021 公布了一项多中心、前瞻性、随机临床试验 RAPID-TnT，研究 0/1 小时高敏肌钙蛋白 T（hs-cTnT）方案与 0/3 小时 hs-cTnT 方案的晚期临床结果。

【研究背景】

采用高敏肌钙蛋白（hs-cTn）检测来加快对疑似急性冠脉综合征（ACS）患者的快速诊断方案，越来越广泛地被临床所接受。目前很少有研究直接比较不同 hs-cTn 检测方案是否会导致远期临床结果差异。本研究评估了在 0/1 小时高敏肌钙蛋白 T（hs-cTnT）方案（开放值）与 0/3 小时 hs-cTnT 方案（掩蔽值）的晚期临床结果。

【研究方法】

该研究为一项多中心前瞻性随机对照研究，比较了 0/1 小时 hs-cTnT 方案（报告为 < 5ng/L）与标准 0/3 小时 hs-cTnT 方案（报告为 ≤ 29ng/L），随访 12 个月。纳入对象为就诊于大城市急诊科的疑似 ACS 但无冠状动脉缺血心电图（ECG）证据的患者。主要终点是全因死亡或心肌梗死（MI）的时间。

【研究结果】

在 2015 年 8 月至 2019 年 4 月，纳入了 3378 名患者，其中 108 名患者中途退出，对 3270 名参与者进行了 12 个月的随访（0/1 小时：1638 例；0/3 小时：1632 例）。其中，2993（91.5%）

例患者的初始肌钙蛋白浓度 ≤ 29ng/L。在 12 个月的随访中，两组之间行有创冠状动脉造影比例没有差异：0/1 小时方案为 232/1638（14.2%）；0/3 小时方案为 202/1632（12.4%）；P=0.13。到 12 个月时，2 组之间的全因死亡和心肌梗死总体上没有差异，0/1 小时方案 82/1638（5.0%）vs. 0/3 小时方案 62/1632（3.8%）；风险比位 1.32（95% CI，0.95 ~ 1.83；P=0.10）。在初始肌钙蛋白 T 浓度 ≤ 29ng/L 的参与者中，开放值的 hs-cTnT 报告与死亡或心肌梗死的增加有关，0/1 小时方案 55/1507（3.7%）vs 0/3 小时方案 34 /1486（2.3%）；风险比为 1.60（95% CI，1.05 ~ 2.46；P=0.030）。

【研究结论】

0/1 小时 hs-cTnT 方案在 12 个月的随访中并未减少缺血事件。在新发现的肌钙蛋白升高的患者中，实施该方案可能与死亡和 MI 的增加有关。

【评论】

将高敏肌钙蛋白检测性能的改进转化为患者预后的改进可能需要重新考虑下游的研究和治疗策略。在许多非 1 型心肌梗死患者中，需认识到与肌钙蛋白轻度升高相关的持续风险的存在，为探索影响未来心血管事件的策略提供了机会。

（首都医科大学附属北京安贞医院　师树田　李庆祥）

（九）2021 ACC TAILOR PCI 研究延长期随访结果：基因检测指导抗血小板药物选择未带来长期缺血事件的改善

2020ACC 发布了 TAILOR-PCI 研究的结果：即使用 CYP2C19

基因检测来指导 PCI 术后抗血小板治疗策略的研究。与标准治疗比较，虽然其主要终点没有达到在 1 年内降低 50%，但是对主要终点预先指定的敏感度分析发现，研究期间发生的累积主要终点事件减少了 40%（*P*=0.011），接受基因指导治疗的患者在治疗前 3 个月的不良事件发生率降低了近 80%，因此研究者决定延长这项研究的随访时间到 24 个月。2021 ACC 大会上发布了 TAILOR-PCI 的延长期随访结果：用于决定 PCI 术后抗血小板药物的基因型指导策略不会带来长期缺血事件的改善。

对于接受 PCI 治疗的冠心病患者，长期以来的标准疗法是阿司匹林加氯吡格雷的双联抗血小板治疗，但有些患者因为酶基因的功能缺失而影响对氯吡格雷的应答。TAILOR-PCI 研究是迄今规模最大的评估使用 *CYP2C19* 基因检测来指导 PCI 术后抗血小板治疗策略的研究。

TAILOR-PCI 研究纳入了稳定或不稳定冠心病而接受直接 PCI 的患者，随机分为基因型指导治疗组（*n*=2652）与标准治疗组（*n*=2650）。在基因型指导组中，携带 *CYP2C19*2* 或 *CYP2C19*3* 等位基因的受试者每天口服替格瑞洛 90mg 每日 2 次，非携带者每天口服氯吡格雷 75mg 1 次。在标准治疗组中，受试者每天口服氯吡格雷 75mg 1 次，并在 12 个月时进行基因分型。主要分析基因型指导组中 903 名功能等位基因缺失受试者与标准治疗组中 946 名功能等位基因缺失受试者之间的差异。研究主要终点是 PCI 后第 1 年内心血管死亡、心肌梗死、脑卒中、支架内血栓形成或严重缺血复发，安全性终点是大出血或小出血。与标准治疗比较，基因型指导治疗组主要终点没有达到在 1 年内降低 50%，在携带基因突变的患者中，基因指导治疗组主要终点发生率为 4%，常规治疗组的发生率则为 5.9%。基因指导治疗组的缺血事件减少 40%，有统计学意义。此外，研究还表明，两个治疗组的出血事件发生率相当。

TAILOR-PCI 延长期随访结果发现，在 ACS 或稳定性冠心病接受 PCI 的患者中，针对携带 *CYP2C19*2* 或 *CYP2C19*3* 等位基因的患者，初始基因型指导的口服 P2Y12 抑制剂策略与无床旁基因分型的常规氯吡格雷治疗组比较，在 39 个月的长期中位随访时间中，根据基因型指导治疗的患者在主要终点（心血管死亡、心肌梗死、脑卒中、支架内血栓形成和严重复发性缺血的复合终点）与常规策略治疗者比较差异无统计学意义（*P*=0.74），心肌梗死溶栓治疗试验定义的严重出血或轻微出血的安全终点的差异也无统计学意义（*P*=0.75）。因此，TAILOR-PCI 的延长期随访结果显示，用于决定 PCI 术后抗血小板药物的基因型指导策略不会导致长期缺血事件的改善。

TAILOR-PCI 延长期研究带来的阴性结果可能会平息目前临床有关 PCI 术后抗血小板药物的基因型指导策略价值的争论。研究者认为如果考虑多重复发事件的发生时间，而不是考虑首次事件发生的时间，采用基因型指导策略来识别功能等位基因缺失和抗血小板治疗升级的患者可能会有好处。除了基因型外，可能还需要获得其他的临床变量来预测高危患者，并在临床研究中得到验证。

（首都医科大学附属北京安贞医院　蒋志丽）

（十）2021 ACC TALOS-AMI 研究：急性心肌梗死患者 PCI 术后 1 个月将替格瑞洛更换为氯吡格雷安全有效

美国当地时间 5 月 16 日，在 ACC 2021 年会上，韩国首尔加图立大学的 Kiyuk Chang 教授公布了 TALOS-AMI 研究结果。结果显示，急性心肌梗死（AMI）患者经皮冠脉介入治疗（PCI）术后接受为期 1 个月的阿司匹林 + 替格瑞洛双联抗血小板治疗后，在接下来的 11 个月中，与继续使用阿司匹林 + 替格瑞洛相比，降阶为阿司匹林 + 硫酸氢氯吡格雷显著降低出血风险，但不增加缺血事件发生风险。

【研究背景与目的】

急性心肌梗死 PCI 术后患者 30 天内发生缺血性事件风险高，因此指南均倾向于在此类患者中使用强效 P2Y12 抑制剂治疗。PCI 术 30 天后，缺血事件发生风险逐渐低于出血事件发生风险。因此，有必要探讨 AMI 患者 PCI 术后双联抗血小板降阶治疗方案。TALOS-AMI 研究旨在评估 AMI 患者药物洗脱支架置入术后氯吡格雷和替格瑞洛治疗的有效性和安全性，进而阐明降阶治疗的可行性。

【研究方法】

TALOS-AMI 试验是一项多中心、开放标签的随机对照研究，共纳入 2697 例 PCI 术后阿司匹林 + 替格瑞洛双抗治疗 1 个月（30 天 ±7 天）无不良反应的 AMI 患者，这些患者被随机分为阿司匹林（100mg/d）+ 氯吡格雷（75mg/d）组（$n=1349$）或阿司匹林（100mg/d）+ 替格瑞洛（90mg 2 次 / 天）组（$n=1348$）。降阶治疗组患者将替格瑞洛更换为氯吡格雷时（最后 1 次替格瑞洛 12 小时后），不再口服负荷剂量。研究主要终点为 AMI 患者 PCI 术后 1 ～ 12 个月心源性死亡、非致命性心肌梗死、脑卒中和 BARC 2、BARC 3 或 RARC 5 型出血组成的临床净获益复合终点。次要终点包括心血管死亡、MI、脑卒中复合终点和 BARC 2、BARC 3 或 BARC 5 型出血复合终点。

【研究结果】

基线资料，受试者平均年龄 60 岁，女性比例 17%，糖尿病患者比例 27%，既往心肌梗死病史患者比例 16%，梗死相关动脉为左前降支患者比例 49%，对多支血管行 PCI 比例 27%。

结果显示，两组患者术后 5 个月、10 个月随访数据提示服药依从性良好。随机分组后 2 周，降阶治疗组无死亡、支架内血栓事件发生，1 例患者入组后第 5 天发生非靶病变相关（非支架内血栓所致）的急性心肌梗死。降阶治疗组主要终点事件发生率显著低于对照组（4.6% vs. 8.2%，HR=0.55，95% CI 0.40 ~ 0.76，P < 0.001）。降阶治疗组缺血事件（心血管死亡、MI 和脑卒中）的发生率与对照相比无显著统计学差异（2.1% vs. 3.1%，P=0.148）。降阶治疗组出血事件（BARC 2、BARC 3 或 BARC 5 型出血）发生率显著低于对照组（3.0% vs. 5.6%，HR=0.52，95% CI 0.35 ~ 0.77，P=0.001）。

【研究结论】

在 PCI 术后 1 个月内无主要不良事件发生的 AMI 患者，将阿司匹林 + 替格瑞洛降阶为阿司匹林 + 氯吡格雷双抗治疗不增加缺血事件发生风险，同时显著降低出血风险，从而带来更多的临床获益。

【评论】

PCI 术后双联抗血小板治疗方案一直是备受关注的热点，如何尽可能地降低缺血事件而又不增加出血风险是近年来临床研究持续探讨的关键问题。在 ACC、ESC 相关指南中，替格瑞洛是 ACS 抗栓治疗 I 类推荐，但在临床工作中，这些患者进入稳定期后发生出血事件并不少见，TALOS-AMI 研究为临床医师选择降阶治疗方案提供了良好的循证学证据。

本研究并未对受试人群进行 *CYP2C19* 基因型检测和血小板功能检测，在替格瑞洛更换为氯吡格雷时也未进行剂量负荷，该因素是否对研究结果有影响有待评估。但是降阶治疗缺血事件发生率（2.1%）与对照组相比（3.1%）差异无显著统计学意义，且与既往 TROPICAL–ACS 研究（3.0%）、POPular Genetics 研究（2.7%）缺血事件发生率相似，提示氯吡格雷抵抗对该研究人群的影响可能不占主导。

该研究的局限性是研究设计仅纳入韩国患者即东亚人群，研究结果是否对欧美等其他患者群具有普适性仍有待探讨。

（唐山工人医院　高夏青）

三、心力衰竭研究进展

（一）2021 ACC GALACTIC 试验：治疗严重左室 射血分数减低心力衰竭的有效新药

2021 ACC 公布的 GALACTIC-HF 3 期临床试验的最新分析发现，奥美替夫 - 美卡比尔（omecamtiv-mecarbil）是一种新型促进肌肉收缩的药物，能够改善心脏功能，在左室射血分数（LVEF）严重减低的心力衰竭患者中获益最大。这一发现有力证明该药具有治疗晚期射血分数减低心力衰竭（HFrEF）的潜力。本试验由美国旧金山退伍军人事务医学中心心力衰竭研究所主任 Teerlink 教授领衔完成。

与安慰剂相比，奥美替夫 - 美卡比尔可降低心力衰竭相关事件或心血管死亡风险 8%。该研究设计要求入选患者（HFrEF）的 LVEF 小于或等于 35%。

为了深入研究射血分数，最新分析以基线 LVEF 为基础，将参试者分为四分位，比较各组的疗效和安全性。LVEF 为 22% 或更低被定义为最低四分位，此组用药后事件风险降低 17%（风险比 0.83，95% 置信区间为 0.73 ～ 0.95）。LVEF 为 33% 或更高的患者获益不显著（风险比 0.99，95% 置信区间为 0.84 ～ 1.16）。四分位数分组中，LVEF 是治疗效果的最强调整因子，是本分析中具有统计学意义（$P=0.004$）的连续变量。

左室射血分数四分位数的比较表明，奥美替夫 - 美卡比尔在疾病晚期和病情较轻患者中同样安全且耐受性良好。无论 LVEF

处于最低水平还是较高水平，该药物的作用特点基本相同。安全性方面，奥美替夫 – 美卡比尔没有对血压、心率、血钾水平和肾功能产生不良影响。

本研究共入选 LVEF 小于或等于 35% 的 HFrEF 患者 8256 例，随机分为奥美替夫 – 美卡比尔组和安慰剂组。平均治疗时间 21.8 个月，评估心力衰竭、心血管原因死亡、住院或紧急就诊等主要综合结果。每 100 个患者年发病率与左室射血分数变化趋势的结果表明，奥美替夫 – 美卡比尔的治疗优势在左室射血分数 30% 以下的患者更为显著，用药后，患者的 LVEF 稳步上升，升高幅度达 10%。

与较高的左室射血分数组相比，使用奥美替夫 – 美卡比尔的较低左室射血分数组的 NT–proBNP（NT–proB 型利钠肽）水平显著降低。Teerlink 教授认为，尽管奥美替夫 – 美卡比尔与直接的血管、电生理或神经激素效应无关，但其选择性结合心肌肌球蛋白的间接效应与 NT–proBNP 水平降低和心脏重构及其他生物标志物水平的变化有关联。

在 GALACTIC–HF 试验中，接受沙库巴曲缬沙坦（ARNI），或钠–葡萄糖共转运蛋白 –2（SGLT2）抑制剂治疗的患者较少，因此，奥美替夫 – 美卡比尔可以作为这些治疗方法的补充。另外，奥美替夫 – 美卡比尔改善收缩功能的作用机制与这些药物没有重叠。

左室射血分数减低的心力衰竭晚期患者需要新的治疗方案，这是因为沙库巴曲缬沙坦治疗心力衰竭虽然显著获益，但在左室射血分数低于 35% 的患者中获益有所降低。

Teerlink 教授认为：奥美替夫 – 美卡比尔代表了一种新的治疗方法，有望改善射血分数严重降低患者的临床结局，而这些患者正是最具治疗挑战的患者群体。

与会专家认为，奥美替夫－美卡比尔虽然没有降低病死率，但由于它不会像正性肌力药物那样增加心肌需氧量，因而可为进一步的治疗赢得宝贵时间。

（首都医科大学附属北京安贞医院

李艳芳　贺晓楠　武文峰　高玉龙

北京密云世济医院　杨秀齐）

（二）2021 ACC CONNECT-HF 研究：
住院期间和出院后质量改进干预
未能改善心力衰竭结果和治疗质量

在美国，射血分数降低的心力衰竭（HFrEF）影响了超过300 万人。尽管有多种治疗选择，但结果仍然不理想，再住院率和病死率很高。科学发现的进步尚未在临床实践中完全实现，HFrEF 就是一个典型的例子。传统科学主要集中在将新的治疗方法推广应用，而没有同时探索其实用性。虽然临床实践指南旨在将这些进步编纂成册，但指南本身也在缓慢实施并依赖于知识向社区的被动传播。如果经过验证的治疗方法仍然无效或很少用于临床实践，则最终可能会阻碍对治疗开发的新应用。ACC2021 中，DeVore 报告了 CONNECT-HF（通过患者和医院参与心力衰竭临床试验进行治疗优化）对指南应用的评估研究。本研究主要假设是，与常规护理相比，在 12 个月的随访期间，通过心力衰竭再住院率或病死率和护理质量提高，将改善临床结果。

在这项包含 161 家美国医院的 5647 名参与者的实用试验中，研究人员将临床站点随机分配到常规治疗与综合干预组，其中包括对特定站点性能的审核和反馈。护士协调员促进准确的出院药物协调，提供关于自我管理（如药物依从性）策略针对患者的特定教育，并起草出院计划，其中包括处方药的基本原理和应急计划。

根据首次心力衰竭再次住院或死亡的时间或复合心力衰竭护理质量评分的变化等共同主要结局，结果表明住院期间和出院后的综合干预并未导致临床结局或护理质量指标的改善。具体而言，综合干预组发生心力衰竭再住院或全因死亡为 38.6%，而常规治疗组为 39.2%［调整后的风险比为 0.92（ 95% CI, 0.81～1.05 ）］。综合干预组的基线护理质量评分为 42.1%，常规护理组为 45.5%，从基线到随访的变化为 2.3% 与 –1.0%［差异，3.3%（ 95% CI, –0.8%～7.3% ）］，两组在获得更高综合质量评分的概率上没有显著差异［调整后的概率比为 1.06（ 95% CI, 0.93～1.21 ）］。

这些研究表明，在随机分配到医院和出院后质量改善干预与常规护理的医院中的 HFrEF 患者中，首次心力衰竭再住院或死亡的时间或复合心力衰竭护理质量评分的变化没有显著差异。

尽管结果中性，但 CONNECT-HF 代表了在建立跨心脏代谢医学传播和实施研究的价值方面向前迈出的重要一步。这一系列研究旨在研究将循证实践、干预措施和政策转化为临床环境使用的策略。

（首都医科大学附属北京安贞医院　师树田

河北省廊坊市人民医院　张玲姬）

（三）2021 ACC REHAB-HF 研究：量身定制的心脏康复计划可改善老年心力衰竭患者的身体功能和生活质量

运动康复在治疗慢性心力衰竭（CHF）方面有着悠久的历史，

多项试验及荟萃分析结果表明，运动训练可提高慢性心力衰竭患者的运动能力并减轻症状。然而，目前仍缺乏参加运动训练的心力衰竭患者住院或死亡风险降低的试验数据。由 Kitzman 及其同事进行的老年急性心力衰竭患者康复治疗（REHAB-HF）试验结果于美国当地时间 5 月 16 日在 ACC 2021 期间报道，并同时发表在《新英格兰医学》上。

【研究背景】

因急性失代偿性心力衰竭住院的老年患者身体虚弱、生活质量差、恢复延迟和频繁再住院的发生率很高。解决该人群身体虚弱的干预措施亟须完善。

【研究方法】

REHAB-HF 研究为一项多中心、随机、对照的临床试验，以评估包括四个身体功能领域（力量、平衡、活动性和耐力）的过渡性的、量身定制的、渐进式的康复干预措施。在因心力衰竭住院期间或出院早期开始干预，并在出院后继续进行 36 次门诊治疗。主要终点是 3 个月时短时体能测试评分（总分范围为 0 ～ 12，得分越低表示身体功能障碍越严重）。次要结果是任何原因的 6 个月再住院率。

【研究结果】

该试验评估了包括多个身体功能领域的康复干预措施，以及基于患者个人能力的训练方案。入选患者均为身体虚弱者，平均有 5 种共存疾病，即高血压、糖尿病、肥胖、肺病和肾病。共有 349 名患者接受了随机：175 人被分配到康复干预组，174 人被分配到常规治疗组（对照），平均年龄为 73 岁；其中超过一半的患者（53%）患有射血分数保留的心力衰竭（HFpEF）。在对基线短时体能测试评分和其他基线特征进行调整后，干预组在 3 个月时短时体能测试评分得分为（8.3±0.2）分，对照组为（6.9±0.2）分。6 个月时，干预组因任何原因再入院的比率为 1.18，对照组为 1.28（比率比，0.93; 95% *CI*, 0.66～1.19）。干预组有 21 人死亡（15 人死于心血管原因），对照组有 16 人死亡（8 人死于心血管原因）。全因死亡分别为 13% 和 10%（比率比，1.17; 95% *CI*, 0.61～2.27）。

【研究结论】

在因急性失代偿性心力衰竭住院的老年患者的不同人群中，早期、过渡性的、量身定制的、渐进式康复干预，比常规治疗更能改善身体功能。

【评论】

该研究在急性心力衰竭住院期间或出院早期开始干预，前提是患者可以行走至少 4m。研究的人群非常有限；在基线时，干预组和对照组的平均 6 分钟步行距离均小于 200m，堪萨斯城心肌病问卷（KCCQ）的平均得分分别为 40 分和 42 分（得分为在 KCCQ 范围从 0～100 分，得分越高表示健康状况越好）。虽然招募期较长（5 年），但该试验仅在三个主要临床中心和四个卫星站点进行；有限数量的站点可以更轻松地保持对患者功能测试的质量控制。在临床试验的背景下，运动干预通常会因长期依从性降低而受到阻碍。在 REHAB-HF 试验中，在随机分配到康复干预的患者中，过早停止干预的人数远大于死亡人数。我们假设部分益处可能是由于更好的身体表现，而另一部分可能是由于社会心理因素和情绪的改善。运动似乎也使患者变得更快乐或者至少不那么沮丧。

（首都医科大学附属北京安贞医院　师树田）

（四）2021 ACC：SGLT2 抑制剂降低糖尿病合并 心力衰竭患者死亡或心力衰竭恶化风险

　　钠 - 葡萄糖协同转运蛋白 2（SGLT2）抑制剂最初是用于治疗糖尿病患者的高血糖症的一类药物。越来越多的研究表明，SGLT2 抑制剂可以降低 2 型糖尿病（DM）患者因心血管死亡或因心力衰竭住院的风险。索格列净（sotagliflozin）是 SGLT1/2 抑制剂的一种，是该类药物中第一种通过两种方式帮助控制血糖水平的药物：即通过调节餐后血糖水平的升高及帮助身体消除更多糖。ACC2021 一项荟萃分析结果表明，接受 SGLT2 抑制剂索格列净治疗的糖尿病合并心力衰竭患者，在随访 9 ～ 16 个月，死亡或心力衰竭恶化的风险降低了 22% ～ 43%。该药物对所有形式的心力衰竭患者均有效，包括射血分数保留且目前没有有效治疗方法的心力衰竭患者。

　　该荟萃分析数据主要来自《新英格兰医学》上 SCORED 和 SOLOIST-WHF 两项大型随机试验的患者数据。

　　SCORED 试验评估了索格列净是否可以预防糖尿病合并慢性肾病患者的心血管事件，包括因心脏病发作或脑卒中导致的死亡及因心力衰竭住院或紧急就诊。共有 10 584 名患者被随机分配接受索格列净或安慰剂治疗。在中位随访 16 个月后，与安慰剂相比，索格列净治疗使心血管事件减少了 26%。

　　SOLOIST-WHF 试验评估了索格列净是否可以预防患有糖尿病合并心力衰竭的患者的心血管死亡和住院治疗或因心力衰竭的紧急就诊。在这项试验中，1222 名患者被随机分配接受索格列净或安慰剂治疗。经过中位 9 个月的随访，与安慰剂相比，索格列净治疗使心血管死亡和住院或因心力衰竭紧急就诊减少了33%。

对于当前的汇总分析，研究人员根据研究开始时患者射血分数的差异检验了索格列净治疗的有效性，原始试验中除 22 名患者外，其他所有患者均可使用。他们对 11 784 名患者的整个合并队列和 4500 名有心力衰竭病史的患者（HF 组）进行了分析。在两组中，他们发现由于心血管原因住院或因心力衰竭紧急就诊而导致的死亡风险显著降低，这些获益与研究开始时的射血分数无关。在射血分数为 40% 或更低的患者中，索格列净治疗使整个队列和 HF 组的风险降低了 22%。对于射血分数为 40%～50% 的患者，索格列净使整个队列的风险降低了 39%，HF 组的风险降低了 43%。对于 HFpEF 患者，该药物使整个队列的风险降低了 30%，HF 组的风险降低了 33%。所有结果都具有统计学意义。

无论患者在研究开始时的射血分数如何，索格列净均可以使糖尿病合并心力衰竭患者死亡或心力衰竭恶化的风险降低，男性和女性的结果相似。

（首都医科大学附属北京安贞医院　师树田

首都医科大学附属北京天坛医院　曹晓菁）

（五）2021 ACC PIROUETTE 研究：吡非尼酮减少射血分数保留的心力衰竭患者的心肌纤维化

根据 2021 年 5 月 17 日在 ACC 2021 期间公布的早期 PIROU-ETTE 试验的数据，吡非尼酮减少了射血分数保留的心力衰竭（HFpEF）患者的心肌纤维化。

纳入总人数：94；随访时间：12 个月；平均患者年龄：78

岁；女性比例：47%；患有糖尿病的百分比：34%。纳入标准：HFpEF（LVEF ≥ 45%）N 端前体 B 型利钠肽（NT-proBNP）≥ 300 pg/ml。符合条件的患者接受了心肌纤维化的心脏 MRI 评估，细胞外体积（ECV）≥ 27% 的 94 名患者被随机分配每天服用吡非尼酮或安慰剂，每组 47 患者。

1 年后，患者接受了第 2 次心脏 MRI 以测量主要终点 ECV 的变化。主要终点：结果显示，从基线到 52 周心肌细胞外体积（%）的变化，吡非尼酮组为 -0.7，而安慰剂组为 0.5（P=0.009）。与接受安慰剂的患者相比，服用吡非尼酮的患者的 ECV 平均下降了 1.21%。次要终点：舒张功能无差异，6 分钟步行距离没有区别，堪萨斯城心肌病问卷汇总得分无差异。

在 HFpEF 患者中，吡非尼酮似乎是有益的。根据心脏 MRI 评估，与安慰剂相比，这种药物与心肌纤维化的适度减少有关。该研究还发现，有证据表明与接受安慰剂的患者相比，服用吡非尼酮的患者使用利钠肽测量的体液潴留有所改善。相关的利钠肽减少为心脏瘢痕形成提供了支持，该瘢痕在心力衰竭中具有因果作用，并且是一种有效的治疗靶点。

展望未来，研究人员表示，他们的研究结果支持细胞外基质在心力衰竭中起因果作用并成为有效的治疗靶点。

（首都医科大学附属北京安贞医院　师树田

航空总医院　于　娟）

（六）2021 ACC LIFE 研究：对于晚期射血分数降低的心力衰竭沙库巴曲缬沙坦并不优于单独使用缬沙坦

美国当地时间 2021 年 5 月 17 日，在 ACC 2021 年会上，华盛顿大学医学院的 Douglas L. Mann 教授公布了 LIFE 研究结果。结果显示，对于晚期射血分数降低的心力衰竭（HFrEF），血管紧张素受体脑啡肽酶抑制剂（ARNI）沙库巴曲缬沙坦在降低 NT-proBNP 方面并不优于单独应用缬沙坦，也未能改善临床结局。

【研究背景与目的】

在 PARADIGM-HF 试验中，与依那普利相比，沙库巴曲缬沙坦显著降低 HFrEF 患者的病死率和心力衰竭住院率。根据 PARADIGM-HF 的结果，沙库巴曲缬沙坦被批准用于纽约心功能分级（NYHA）Ⅱ～Ⅳ级的心力衰竭患者。但在 PARADIGM-HF 试验中，只有不到 1% 的患者为 NYHA Ⅳ级。ARNI 在晚期心力衰竭患者中使用的数据非常有限。LIFE 研究旨在评估沙库巴曲缬沙坦与缬沙坦在晚期 HFrEF 患者中的疗效、安全性和耐受性，阐明该药物在 HFrEF 患者中的使用情况。

【研究方法】

LIFE 试验是一项前瞻性、多中心、双盲、阳性药物对照试验。最初计划入选 400 名患者，经修订后共入选了 335 名患者，患者接受 3～7 天的低剂量沙库巴曲缬沙坦后，耐受者随机分配至沙库巴曲缬沙坦组（n=167）或缬沙坦组（n=168）。基线资料，EF ≤ 20%，收缩压约为 113mmHg，沙库巴曲缬沙坦组估计肾小球滤过率为 63.6ml/（min·1.73m^2），缬沙坦组为 65.7ml/（min·1.73m^2），NT-proBNP 分别为 1931pg/ml 和 1818 pg/ml。大多数患者是白种人（60%），平均年龄 59 岁，女性占 27%。主要终点是到第 24 周检测的 NT-proBNP 水平曲线下面积与基线的比例变化。次要终点包括临床结果、安全性和耐受性。

【研究结果】

结果显示，两种治疗方案均未将 NT-proBNP 中位数降低至基线水平以下。同样，在生存天数、出院天数或无心力衰竭事件的次要疗效终点方面，沙库巴曲缬沙坦和缬沙坦之间没有差异（分别为 103.2 和 111.2；P=0.45）。在耐受性终点方面，沙库巴曲缬沙坦的平均日剂量为 195.3mg，缬沙坦为 154.4mg（均仅达到目标剂量的 48%）。沙库巴曲缬沙坦组和缬沙坦组分别有 17% 和 12% 发生低血压（P=0.16），17% 和 9% 发生高钾血症（P=0.035）。两组中均有 4% 的肾功能恶化。对于关键的三级临床结果，与缬沙坦相比，沙库巴曲缬沙坦未见明显改善。

【研究结论】

在晚期 HFrEF 患者中，与缬沙坦相比，沙库巴曲缬沙坦降低 24 周 NT-proBNP 水平并不显著，且未改善患者预后。

【评论】

LIFE 研究结果是令人震惊的，之所以未能得到 PARADIGM-HF 相似的结果。研究者认为，与 PARADIGM-HF 患者相比，LIFE 患者病情更严重、血压更低、肾功能更差、LVEF 更低、心房颤动发生率更高，基线 NT-proBNP 更高。LIFE 使用较低剂量的沙库巴曲缬沙坦具有更短的药物导入时间，阳性对照药物采用了血管紧张素受体阻滞剂，而不是血管紧张素转化酶抑制剂（依那普利）。

（首都医科大学附属北京安贞医院　师树田　刘　飞）

四、心律失常研究进展

（一）2021 ACC HOLIDAY 心电监测研究：4 小时内 饮 1 杯酒会使心房颤动风险加倍

2021 年 ACC 公布的 HOLIDAY（酒精如何诱发房性快速心律失常）心电监测研究结果表明，饮酒会增加酒后数小时内发生心房颤动（AF）的概率，饮酒越多，风险越高。饮用任何含酒精饮料都与随后 4 小时内发生心房颤动事件的概率增加两倍以上相关，如果饮用两杯或两杯以上的含酒精饮料则与心房颤动风险增加 3 倍以上有关。

饮酒后心房颤动的最高风险发生在酒后 3 ~ 4 小时，但这种影响会持续近 9 小时。

心房颤动事件发生概率的高低不仅仅源于随机饮酒，也与其他风险因素相关，但自我调控饮酒，会显著影响患者发生心房颤动事件的个体风险。人们可以通过减少饮酒或者戒酒来降低心房颤动发生的概率，饮酒是一种可改变的生活习惯。

长期饮酒是初次诊断心房颤动中公认的风险因素，但有些研究者和患者却认为这是一种偶然的急性关联事件，将饮酒后引发的心房颤动事件称为"假日心脏"事件。

对此，最近的一项研究提供了生物学上的合理解释，心房颤动患者饮酒后，肺静脉的心房侧有效不应期显著缩短，因而容易诱发心房颤动；研究还提示，患有心房颤动的饮酒者通过戒酒可以减少心房颤动发作。

HOLIDAY 研究入选了 100 例每月至少有 1 次饮酒的阵发性

心房颤动患者，参试者佩戴连续心电监护仪和经皮踝部酒精监测仪，持续监测 4 周。

入选患者的平均年龄 64 岁；其中 79% 为男性，85% 为白种人，其中 50% 患有高血压，1/3 患有其他心血管疾病，并且较少使用抗心律失常药物。心电监护仪平均佩戴 27 天。参试者在每次饮酒时需按下心电监测仪上的激活按钮，并记录时间。通过采取指血进行磷脂酰乙醇测试（PEth），以证实饮酒事件的存在。

PEth 结果与实时记录的酒精饮料数量和经皮酒精检测事件显著相关。记录显示，患者在中位数为 12 天（7～21 天）时平均饮酒 19 杯，56 名患者在中位数为 5 天（2.5～12.5 天）时至少有 1 次心房颤动发作。饮酒后 12 小时内，血液酒精浓度峰值每增加 0.1%，发生心房颤动的概率就会增加 38%（1.38；95% CI，1.04～1.83），二者呈线性相关。

尽管本研究采用病例交叉设计，以避免入选患者作为病例观察和对照的数据混淆，但并不能完全排除由吸烟或咖啡因等因素诱发的心房颤动。另外，也不排除因饮酒导致不良睡眠进而诱发的心房颤动。

研究数据提供了心率变异性的信息，以帮助了解自主神经张力。研究还发现，大多数心房颤动事件发生在夜间，而饮酒初期是交感神经的作用为主，随着时间的推移副交感的调控起了主导作用，夜间发生的心房颤动可能与副交感的关系更为密切。

结论：改善生活方式，减少饮酒或戒酒会显著减少心房颤动的发作概率。

（首都医科大学附属北京安贞医院

李艳芳　叶　明　张慧敏

北京市海淀镇社区卫生服务中心　张文静）

（二）2021 ACC FIDELIO–DKD 研究：finerenone 可减少糖尿病合并慢性肾病患者的新发心房颤动

非奈利酮（finerenone）是一种新型的选择性非甾体盐皮质激素受体拮抗剂（MRA）。既往报道的非奈利酮减少糖尿病肾病的肾衰竭和疾病进展研究（FIDELIO–DKD）结果表明，非奈利酮在改善慢性肾病（CKD）合并 2 型糖尿病（T2D）的患者肾功能持续下降、肾衰竭和肾性死亡的复合终点方面具有明显益处。ACC 2021 期间 FIDELIO–DKD 研究组带来了新的分析结果，CKD 合并 T2D 患者服用实验药物非奈利酮比服用安慰剂的患者新发心房颤动（AF）的可能性低 30%。该研究结果同步在线发表在《美国心脏病学会》上。

【研究背景与目的】

由于心脏重构和肾脏并发症，CKD 合并 T2D 患者有发生心房颤动或心房扑动（AFF）的风险。在动物模型研究结果发现，选择性非甾体盐皮质激素受体拮抗剂非奈利酮可抑制心脏重塑。本工作旨在通过 FIDELIO–DKD 分析患者 AFF 病史，探讨非奈利酮对新发 AFF 及对心肾功能的影响。

【研究方法】

CKD 合并 T2D 的患者被随机分配（1：1）至非奈利酮治疗组或安慰剂组。入选标准：尿白蛋白 / 肌酐比 ≥ 30 且 ≤ 5000mg/g，估计肾小球滤过率（eGFR）≥ 25 且 < 75ml/（min·1.73m^2），并接受了优化剂量的肾素 – 血管紧张素系统阻滞剂治疗。由独立心脏病专家委员会对新发 AFF 事件进行裁定。主要终点为：入组至首次发生肾衰竭的时间、eGFR 较基线持续降低 40% 以上或

因肾脏原因导致死亡的复合终点；次要终点为：入组至首次发生心血管死亡、非致命性心肌梗死、非致命性脑卒中的时间，或因心力衰竭住院。

【研究结果】

入选的 5674 名患者中，461 名（8.1%）有 AFF 病史。82（3.2%）名服用非奈利酮的患者和 117（4.5%）名服用安慰剂的患者发生了新发 AFF（风险比：0.71；95% *CI*：0.53 ～ 0.94；*P*=0.016）。非奈利酮对原发性和主要继发性肾脏和心血管结果的影响不受基线 AFF 的显著影响。

【研究结论】

在 CKD 合并 T2D 患者中，非奈利酮降低了新发 AFF 的风险。无论基线时有无 AFF 病史，肾脏或心血管事件的风险都会降低。

【评论】

CKD、T2D 和 AFF 是全球主要的公共卫生问题。因为这些情况会导致心脏结构和电信号发生变化，从而导致快速和不稳定的心律，CKD 和 T2D 的患者患 AFF 的风险会增加。临床前研究报道非奈利酮可以减缓这些结构变化。FIDELIO-DKD 新的亚组分析结果表明，无论 AFF 病史长短，患者都能获益；服用非奈利酮也降低了新发 AFF 的发生率。

之前的临床前研究结果表明，非奈利酮可能通过其阻断盐皮质激素受体的作用有助于减少心脏组织的瘢痕形成和心肌肥厚。预防或延迟 CKD 和 T2D 患者发生心房颤动尤为重要，因为心房颤动会加重 CKD，而 T2D 会加重心房颤动症状。非奈利酮有可能减轻这些患者的心房颤动负担。下一步需要专门针对新发 AFF 的更大规模研究来证实这些发现。由于患者在 FIDELIO-DKD 研究中每年仅接受一次心律测试，研究人员可能会遗漏一些无症状的 AFF 病例。

（首都医科大学附属北京安贞医院　师树田
战略支援部队特色医学中心　曾　源）

（三）2021 ACC LAAOS Ⅲ研究：在接受心脏手术的心房颤动患者同时进行左心耳封堵术可预防脑卒中发生

人们普遍认为，心房颤动（AF）患者脑卒中风险的增加主要是由于左心耳中形成的血栓栓塞所致。当地时间 2021 年 5 月 15 日，ACC 2021 会议期间，LAAOS Ⅲ试验结果发布。该研究结果表明，高卒中风险 AF 的患者在进行心脏手术同时进行左心耳封堵术（LAAO），心脏手术后缺血性卒中或全身性栓塞的发生率较低。该研究结果也同步发表在《新英格兰医学》上。

【研究背景】

AF 在老年患者中很常见，约占缺血性脑卒中的 1/4，其中许多是起源于左心耳的心源性脑卒中。目前认为口服抗凝剂最有可能减少左心耳血栓的形成，然而，口服抗凝治疗受限于患者依从性差、药物剂量不足，以及对于接受维生素 K 拮抗剂治疗的患者 INR 值控制不佳等。左心耳封堵术是否可降低 AF 患者脑卒中的风险，目前尚未可知。

【研究方法】

LAAOS Ⅲ 是一项多中心、随机对照试验，入选 AF 且 CHA2DS2-VASc 评分至少为 2 分，并且因其他适应证而计划接受心脏手术的患者。入选者被以 1∶1 的比例随机分配为接受或不接受手术期间左心耳封堵术。在随访期间，所有入选者都应接受包括口服抗凝剂的常规治疗。主要终点是缺血性脑卒中（包括神经影像学阳性的短暂性脑缺血发作）或全身性栓塞的发生。

【研究结果】

共入选封堵组 2379，非封堵术 2391 例，平均年龄 71 岁，平均 CHA2DS2-VASc 评分为 4.2。入选者的平均随访时间为 3.8 年。共有 92.1% 的参与者接受了既定的治疗方案，并且在 3 年时，76.8% 的参与者继续接受口服抗凝治疗。封堵组 114 名（4.8%）和非封堵组 168 名（7.0%）患者发生脑卒中或全身性栓塞（风险比，0.67；95% *CI*，0.53～0.85；*P*=0.001）。围手术期出血、心力衰竭或死亡的发生率在两组之间没有显著差异。

【研究结论】

在接受过心脏手术的 AF 患者中，在手术期间进行左心耳封堵术的缺血性卒中或全身栓塞的风险低于未进行手术的患者。

【评论】

根据这项试验结果，对于 AF 且 CHA2 DS2-VASc 评分至少为 2 的患者，应在进行其他心脏手术时进行左心耳封堵术，此后继续抗凝治疗。该研究为临床实践提供了重要的答案，并有可能会改变未来的临床指南。然而，对于术后无法口服抗凝剂的患者，封堵术是否同样获益，该试验没有给出明确答案。对于 CHA2 DS2 -VASc 评分低于 2 的患者或无 AF 但 CHA2 DS2 -VASc 评分较高的患者，是否具有左心耳封堵适应证目前仍需进一步研究。

（首都医科大学附属北京安贞医院　师树田

飞利浦中国投资有限公司　王兆宏）

（四）2021 ACC NODE-301 研究：依曲帕米鼻喷雾剂有利于缓解阵发性室上性心动过速患者症状

依曲帕米（etripamil）是一种 l 型钙通道阻滞剂，目前正被开发用于终止房室结依赖性阵发性室上性心动过速（PSVT）。NODE-301 研究是一个多中心、随机对照临床研究，评估了依曲帕米鼻喷雾剂自我给药 70mg 在非医疗环境下对快速终止 PSVT 的作用。2020 年心脏节律学会年会上 3 期 NODE-301 试验中，在主要终点上，伊曲帕米和安慰剂比较，5 小时内在 PVST 的转窦率上没有显示出优势。然而，该研究在 2021ACC 上发布的次要终点结果显示了依曲帕米带来的实质性的临床益处：有利于缓解 PSVT 患者症状、减少急诊室干预及提高患者满意度。

【研究方法】

研究纳入 156 名迷走神经刺激难治性、持续 PSVT 症状性发作的受试者，107 名患者在 PSVT 发作期间在无医学监测的情况下，自行服用依曲帕米，49 名患者使用安慰剂（2∶1 双盲随机化）。在鼻喷剂使用后 5 小时内评估需要急诊或其他干预终止 PSVT 的患者百分比。使用药物治疗满意度问卷（TSQM-9）评估症状缓解和药物满意度，TSQM-9 是一种计算治疗满意度得分的有效工具。得分越高（0 ~ 100）表示满意度越高。

【研究结果】

主要终点：安慰剂比较，依曲帕米 5 小时内在 PVST 的转窦率上差异无统计学意义。但在次要终点中依曲帕米在缓解 PSVT 相关症状［脉搏加快（$P=0.002$）、心悸（$P < 0.001$）、气促

（P=0.008）、头晕（P=0.012）和焦虑（P=0.006）]方面优于安慰剂。与安慰剂组相比，依曲帕米组急诊干预的需求减少了51%（P=0.051），至需要急诊干预的时间延长了47%（$P < 0.05$）。在依曲帕米组和安慰剂组中，分别有12%（13/107）和25%（12/49例）的患者接受急诊治疗以终止PSVT，至急诊干预时间分别为（116±51）分钟和（79±34）分钟。另外两名患者（1名依曲帕米，1名安慰剂）接受了口服药物挽救治疗。依曲帕米治疗有效性（得分：54分 vs. 35分，P=0.001）和总体满意度（57分 vs. 43分，P=0.007）均高于安慰剂组。两组的治疗便利性都很高（74分 vs. 76分），但两组之间没有差异。

【结论】

依曲帕米可改善症状、减少急诊室干预及提高患者满意度。使用PSVT的鼻喷雾剂在家治疗的总体和有效性满意度方面，依曲帕米优于安慰剂。NODE-301可能对PSVT的急性治疗有重要意义。

关于主要终点依曲帕米在5小时内在PVST的转窦率上未见优势，可能由于这种药物的快速起效和随后的快速抵消有关。使用依曲帕米鼻腔喷雾剂时，其治疗效果在10分钟内达到峰值。但药效持续时间短暂的，抗心律失常作用在高峰作用后约30分钟开始下降。因此5小时的时间点可能并不是比较治疗效果的最佳时间点。另外，使用依曲帕米后，虽然许多患者并没有转化为窦性心律，但伊曲帕米带来的心率降低使得患者症状也有所好转。这可能缓解了部分患者的焦虑，从而提升了患者满意度。

（首都医科大学附属北京安贞医院　蒋志丽）

（五）2021 ACC RAFT-AF 研究：心房颤动合并
心力衰竭患者节律控制还是心率控制？

RAFT-AF 试验于 2021 年 5 月 17 日在 ACC 2021 期间公布结果。结果表明，对于心房颤动（AF）合并心力衰竭（HF）患者，导管消融的节律控制和采用药物和（或）起搏器的心率控制在死亡时间或 HF 进展的主要终点方面表现相似。

【研究目的与研究假说】

该试验的目的是比较基于导管消融的节律控制与心率控制治疗 AF 合并 HF 患者的安全性和有效性。研究假说：在 AF 合并 HF 的患者中，基于导管消融的 AF 节律控制比心率控制可以减少全因死亡和 HF 事件。

【研究方法】

该研究是一项平行随机对照研究，入选来自加拿大、瑞典、巴西和我国台湾地区的 21 个中心的 AF 合并 HF 的患者 411 例，以 1：1 的方式随机接受导管消融（$n=214$）或药物治疗（$n=197$），平均患者年龄为 67 岁，女性比例为 25%。以入选中心、LVEF 和 AF 的类型进行分层。节律控制组采用导管消融，心率控制组应用药物或起搏器控制静息心率 ≤ 80 次/分，6 分钟步行后心率 ≤ 110 次/分。主要终点为：死亡时间和 HF 事件的复合终点；次要终点为：死亡、HF 事件、LVEF 变化、NTpro-BNP、6 分钟步行距离及 12 个月和 24 个月的生存质量。患者的中位随访时间为 37.4 个月。

【研究结果】

节律与心率控制的主要终点事件发生率分别为 23.4% 和 32.5%（*HR* 0.71，95% *CI* 0.49 ～ 1.03，*P*=0.066）。在基线 LVEF

≤ 45% 的患者中：*HR* 0.63，95% *CI* 0.39 ～ 1.0（*P*=0.059）。明尼苏达心力衰竭生活问卷：从基线到 24 个月的变化为 –17.4 与 –14.8（*P*=0.0036）。至 24 个月 6 分钟步行距离为 44.9m 和 27.5m（*P*=0.025）。24 个月时 LVEF 相对于基线的变化为 10.1% 和 3.8%（*P*=0.017）。

【研究结论】

这项重要试验的结果表明，对于 AF 合并 HF 患者的 5 年 CV 结果，节律控制策略并不优于心率控制策略。在试验提前终止的情况下，节律控制组的事件发生率在数值上较低，特别是对于收缩性 HF 的患者（EF ≤ 45%）。然而，在功能和血清生物标志物（包括 NT–proBNP）方面，节律控制组有显著改善。

【评论】

尽管包括穿孔和出血在内的围手术期并发症发生率很高，但节律控制策略可显著降低心房颤动负荷。尽管这在技术上是一项"阴性"试验，但结果与 EAST–AFNET 4 更相似，后者显示 AF 和伴随 CV 状况（HF 为 29%）的患者通过 AF 消融可改善 CV 结果。虽然 CABANA–AF 为阴性结果，但在基线时 NYHA Ⅱ级以上的 HF 的患者节律控制似乎有益。

（首都医科大学附属北京安贞医院　师树田

阜外医院　曹芳芳）

五、结构性心脏病研究进展

（一）2021 ACC ATLANTIS 研究：TAVI 术后应用阿哌沙班并不优于标准抗栓方案

经导管主动脉瓣置换术（TAVI）术后血栓和出血事件频繁发生，对短期生存率产生明显的负面影响。根据美国当地时间2021 年 5 月 15 日在 ACC 2021 会议期间提交的 ATLANTIS 试验的结果表明，TAVI 术后应用新型口服抗凝血药阿哌沙班并不优于术后的标准治疗。

【研究背景与目的】

TAVI 术后，植入的生物假体上血栓形成风险明显增加，如果不需要口服抗凝剂（OAC）且近期未置入支架，则单独使用抗血小板治疗（SAPT）是最安全的选择。对于需要 OAC 的患者，单独使用维生素 K 拮抗剂（VKA）比联合抗血小板治疗更安全。没有证据表明 NOAC 可以替代 TAVI 后的抗血小板治疗或 VKA。GALILEO 研究证明与抗血小板治疗相比，低剂量利伐沙班的弊大于利。本试验的主要研究目的是在接受 TAVI 的患者中评估阿哌沙班 5mg 每日 2 次与标准治疗（抗血小板治疗或 OAC）相比的疗效和安全性。次要研究目的是根据 TAVI 以外的抗凝指征的存在与否，确定治疗和结果之间是否存在相互作用。

【研究方法】

研究人员在 4 个国家（西班牙、意大利、法国和德国）的50 个中心招募了 1510 名患者，这些患者在 2016 年至 2019 年成功接受了 TAVI 手术。约 1/3 的患者因 TAVI 手术以外的原因（主要为心房颤动）需要抗凝治疗。符合条件的患者根据 OAC 的适应证进行分层，并以 1：1 的方式随机分配至阿哌沙班 5mg 每日 2 次与 VKA 组，或阿哌沙班 5mg 每日 2 次与抗血小板治疗组。随访时间 1 年，平均患者年龄 82 岁，女性比例 53%。主要研究终点是全因死亡、脑卒中、心脏病发作、瓣膜血栓形成、肺或全身栓塞、深静脉血栓形成或大出血的复合终点。

【研究结果】

一年时，研究发现主要终点无显著差异，发生率分别为阿哌沙班组 18.4%，标准治疗组 20.1%。根据试验指定的统计阈值，这些结果表明阿哌沙班在主要终点方面并不优于标准治疗。

此外，根据 TAVI 以外的抗凝指征的存在与否，治疗和结果之间不存在相互作用。然而，与标准治疗组相比，阿哌沙班组的次要终点数量在数值上更高，包括死亡、脑卒中、心脏病发作或全身性栓塞。

【研究结论】

无论是在整体范围内还是在各个层面（OAC 的适应证与否），TAVI 术后的阿哌沙班在净临床获益方面并不优于标准抗栓治疗。阿哌沙班的安全性（出血）与当前标准的安全性（出血）相似。在没有抗凝指征的患者中，阿哌沙班可减少亚临床瓣膜血栓形成（但没有统计证明）。

该试验的结果表明，在接受 TAVI 的患者中，阿哌沙班并不优于标准治疗（如果有 OAC 的指征，则为 VKA；如果没有指征，则为抗血小板治疗）。与抗血小板治疗相比，阿哌沙班的瓣叶血栓形成率较低，但这并没有转化为临床结果的改善。事实上，在没有 OAC 适应证的患者中，与使用抗血小板治疗相比，使用阿哌沙班导致更高的非心血管病死亡。结果与使用低剂量利伐沙班的 GALILEO 试验相似。然而，这些数据确实支持在需要长期 OAC 的患者中使用阿哌沙班代替 VKA。

（首都医科大学附属北京安贞医院　师树田

解放军总医院第二医学中心　胡亦新）

（二）2021 ACC TRISCEND 研究：经导管三尖瓣置换系统前景良好

2021 ACC 发布的 TRISCEND 研究是一项前瞻性、单臂、多中心临床试验研究，目的是评价经股静脉 EVOQUE 瓣膜置换系统治疗三尖瓣反流的安全性和可靠性。TRISCEND 研究纳入 56 例接受经导管三尖瓣置换术的中重度三尖瓣反流患者，应用 EVOQUE 瓣膜置换系统进行治疗，随访时间为 30 天。结果显示，应用 EVOQUE 瓣膜置换系统进行三尖瓣置换成功率高，可显著改善临床症状，在 30 天随访时具有较低的主要心血管不良事件（major adverse cardiovascular events，MACE）发生。

三尖瓣反流是心内科的常见疾病，常继发于瓣膜病、心肌病及终末期心功能不全患者。随着近些年主动脉瓣、二尖瓣病变介入治疗的兴起，三尖瓣的介入治疗也在蓬勃发展。但是由于三尖瓣结构和部位的特殊性，迄今尚无技术成熟的产品应用于临床。EVOQUE 三尖瓣置换系统有 44mm、48mm 和 52mm 三种规格大小，通过右股静脉在超声引导下置入。TRISCEND 研究目的是评价经股静脉 EVOQUE 三尖瓣置换系统治疗三尖瓣反流的安全性和可靠性。

TRISCEND 研究入选标准包括：功能性或退行性三尖瓣反

流；尽管有最佳的药物治疗，但仍有三尖瓣反流体征和（或）症状或既往心力衰竭住院史。患者入选后接受 EVOQUE 系统股静脉介入治疗。研究终点：设备和手术成功；三尖瓣反流程度降低；30 天内发生 MACE。随访时间点为 30 天，6 个月，1 年，5 年。

一共有 56 名患者入选该试验，入选患者平均年龄 79 岁，女性者占 77%，胸外科医师协会病死率风险评分（MV Repair）为 7.7%±5.2%，美国纽约心脏病协会（NYHA）分级为 Ⅲ / Ⅳ 级占 84%，三尖瓣严重反流占 92%，合并心房颤动占 91%，有心脏起搏器或 ICD 占 34%。56 例中重度三尖瓣反流患者应用 EVOQUE 瓣膜置换系统经股静脉途径治疗后成功率高，装置成功率和手术成功率分别为 98% 和 94%。47 人完成 30 天随访（未随访 $n=3$，随访未到期 $n=2$，失随访 $n=2$，全因死亡 $n=2$）。其中 77.4% 的患者在 30 天内没有发生 MACE 事件，1.9% 的患者心血管病死亡，22.6% 的患者严重出血（没有生命危险或致命），3.8% 接受了非选择性三尖瓣再介入手术，22.6% 发生复合 MACE，3.8% 全因死亡（包括 1 例心血管死亡和 1 例非心血管死亡），复合 MACE 发生率 22.6%（12 例），全因死亡 3.8%（包括 1 例心血管病死亡和 1 例非心血管病死亡）。在 30 天内，三尖瓣反流严重程度降低至轻度以下者占 98%，100% 降低程度 ≥ 1 级，95% 降低程度 ≥ 2 级。患者美国纽约心脏病协会（NYHA）评分明显改善（$P < 0.001$），NYHA 等级改善至 Ⅰ / Ⅱ 级者占 77%；6 分钟步行距离提高了 46m（$P=0.001$），堪萨斯城心肌病问卷得分提高了 19 分（$P < 0.001$）。

TRISCEND 研究提示中重度三尖瓣反流患者应用 EVOQUE 瓣膜置换系统经股静脉途径治疗后成功率高，MACE 事件发生率显著降低，NYHA 分级、KCCQ 评分及步行 6 分钟步行试验显著改善。这证实了 EVOQUE 经股静脉系统进行三尖瓣置换在技术上的可行性、安全性。基于这一研究的良好结果，一项随机关键试验（TRISCEND Ⅱ，NCT04482062）已经启动，该试验将比较EVOQUE 系统加最佳药物治疗和单独最佳药物治疗对三尖瓣反流治疗效果的差异。

（首都医科大学附属北京安贞医院　蒋志丽）

六、风险评估研究进展

（一）2021 ACC RESCUE 研究：新型 IL-6 单克隆抗体可降低心血管高危人群超敏 C 反应蛋白水平

2021 ACC 发布的 RESCUE 2 期研究结果发现新型 IL-6 单克隆抗体 ziltivekimab 可降低中度至重度慢性肾病（CKD）和超敏 C 反应蛋白（hsCRP）升高的高动脉粥样硬化风险患者的炎症反应标志物和血栓标志物。

动脉粥样硬化是包括心肌梗死和卒中在内的心血管疾病（CVD）的主要诱因。慢性炎症反应可导致和促进动脉粥样硬化的发生与发展，残余炎症风险得到越来越多的关注，既往已有一些研究证实降低炎症反应有望改善动脉粥样硬化患者的预后。如具有里程碑意义的 CANTOS 研究发现，抑制白介素 -1β 作用的卡那奴单抗在不降低 LDL 胆固醇水平的情况下能够显著降低血浆白介素 -6 和超敏 C 反应蛋白水平，从而降低心肌梗死、脑卒中和心源性死亡的风险。在那些 IL-6 显著减少的患者中，临床获益更大，这表明 IL-6 本身可能是动脉粥样硬化保护的主要靶点。动物实验小鼠模型已经显示出 IL-6 单克隆抗体可减缓动脉粥样硬化进展的结果。慢性肾脏病（CKD）患者中约 50% 的死亡是由于 CVD 相关的并发症，这意味着 CKD 患者死于 CVD 的可能性比进展为终末期肾病的可能性更大。ziltivekimab 是一种新型 IL-6 单克隆抗体，RESCUE 研究的目的在于探讨新型 IL-6 单克隆抗体 ziltivekimab 对高动脉粥样硬化风险患者的炎症反应和心血管风险的影响。

RESCUE 研究是一个随机、双盲、安慰剂对照的 2 期临床研究，共纳入 264 名 CKD3～5 期的患者，入选标准：年龄≥18 岁，中重度慢性肾脏疾病（3～5 期），超敏 C 反应蛋白（hsCRP）至少为 2mg/L。随机分配皮下注射安慰剂或 ziltivekimab 7.5mg、15mg、30mg，每 4 周注射一次，治疗持续 24 周。治疗 12 周后对炎症反应生物标志物、血脂和安全性进行分析，治疗到 24 周后进行 2 周药物洗脱期，再对各指标进行分析。

研究结果：患者中位估计肾小球滤过率为 38ml/（min·1.73m^2），中位 hsCRP 为 5.7mg/L，中位 IL-6 水平为 5.6pg/ml。患者的中位年龄为 66 岁，2/3 的患者正在服用他汀类药物。与安慰剂相比，7.5mg、15mg 和 30mg ziltivekimab 除了降低 hsCRP 的主要终点外，还出现了剂量依赖性变化：纤维蛋白原：-25%、-25%、-37% vs. -2%；触珠蛋白：-30%、-40%、-56% vs. -3%；血清淀粉样蛋白 A：-40%、-50%、-42% vs. +2%；分泌型磷脂酶 A2：-27%、-41%、-49% vs. 0%；脂蛋白（a）水平也降低了：16%、20%、25% vs. 0%。ApoB：ApoA 比值没有变化（0%、0%、-5% vs. -2%）。这非常重要的，因为已知先前的 IL-6 抑制剂和其他 IL-6 药物会升高致动脉粥样硬化的脂质。但这个研究中没有看到 ziltivekimab 对血脂不良影响的效果。

在安全性上，ziltivekimab 三个剂量组没有出现持续中性粒细胞减少或血小板减少，也没有丙氨酸转氨酶或天冬氨酸转氨酶水平大于正常上限的 3 倍。未观察到注射相关的严重反应，安慰剂组有一例心血管死亡，而在 ziltivekimab 7.5mg 和 15mg 组各有一例非致死性心肌梗死，ziltivekimab 总体安全性和耐受性良好。

全球约有 7 亿人患有 CKD，而且这个数字还在继续增加。肾脏损害与慢性炎症有关，而慢性炎症也是 CVD 关键驱动因素。尽管采用指南推荐的心血管危险因素管理，但 CKD 患者发生心血管事件的高风险仍然存在。ziltivekimab 是一种全人单克隆抗体，旨在通过抑制 IL-6 来降低全身炎症，RESCUE 研究可降低 CKD 患者的 hsCRP 和血栓标志物，有潜力成为第一个能够降低伴有 ASCVD 和炎症的 CKD 患者主要心血管不良事件风险的疗法。

（首都医科大学附属北京安贞医院　蒋志丽　高　海）

（二）2021 ACC STRENGTH 研究：omega-3 脂肪酸未能减少高风险患者不良心血管结局

美国当地时间 2021 年 5 月 16 日，ACC2021 公布了 STRENGTH 试验的二次分析结果。血液中二十碳五烯酸（EPA）含量很高的心血管事件高风险患者，每天服用 omega-3 羧酸（一种处方级鱼油）1 年后，其主要心血管事件的发生率与服用玉米油安慰剂相似。研究人员还发现，与安慰剂相比，二十二碳六烯酸（DHA）水平很高的患者的心血管事件并没有增加。

【研究背景及目的】

ORIGIN（$n=12\ 536$）、ASCEND（$n=15\ 480$）、VITAL（$n=25\ 871$）等几项大型临床试验结果均表明补充 omega-3 脂肪酸对心血管病没有益处。新近的两项试验 REDUCE-IT（$n=8179$）和 STRENG TH（$n=13\ 078$）研究了更高剂量的 omega-3 脂肪酸能否对心血管事件获益，但报告的结果存在相互矛盾：REDUCE-IT 报告的 HR 为 0.75，STRENGTH 报告的 HR 为 0.99。研究人员认为，以下原因可解释相互矛盾的结果：① REDUCE-IT 中使用的矿物油安慰剂使高密度脂蛋白胆固醇（LDL-C）升高 10.9%，高敏 C 反应蛋白（hs-CRP）升高 32.3%，不利结果可能是由矿物油毒性驱动的。STRENGTH 则使用的玉米油作为安慰剂，表现出了中性效果。② REDUCE-IT 使用纯化了的 EPA，EPA 水平比 STRENGTH 更高。更高的 EPA 水平是否趋向更有利的结果呢？③ STRENGTH 使用了 EPA 和 DHA 的混合物。DHA 成分可以完全抵消 EPA 的好处，从而导致 STRENGTH 的中性结果。希望通过本次亚组分析，解决后两项假说。

【研究方法】

STRENGTH 研究是一项随机、对照、双盲研究。接受他汀类药物治疗的 13 078 名血脂异常和心血管风险高的患者随机接受 omega-3 羧酸 4 g/d（$n=6539$）与玉米油安慰剂（$n=6539$）。纳入标准：接受他汀类药物治疗的 18 岁及以上患有心血管疾病和三酰甘油 180 ～ 500mg/dl、高密度脂蛋白（HDL）＜ 42mg/dl（男性）或 47mg/dl（女性）的患者。心血管事件的高风险定义为：①冠状动脉、外周动脉、颈动脉或主动脉粥样硬化；② 1 型糖尿病或 2 型糖尿病，男性≥ 40 岁，女性≥ 50 岁，有≥ 1 个额外危险因素，包括吸烟、高血压、hs-CRP ≥ 2mg/L，或蛋白尿；③男性≥ 50 岁，女性≥ 60 岁，有≥ 1 个额外危险因素，包括早发冠心病家族史、吸烟、hs-CRP ≥ 2mg/L、肾功能不全或冠状动脉钙化得分＞ 300 Agatston 单位。排除标准：过去 30 天内的既往心血管缺血事件，每天摄入＞ 1 粒胶囊（1g）omega-3 膳食补充剂或任何含有 EPA 或 DHA 的药物者，使用贝特类药物或减肥药者。

主要终点是心血管死亡、非致命性心肌梗死、非致命性脑卒中、冠状动脉血运重建或需要住院治疗的不稳定心绞痛的复合终点。随机分组后 12 个月测量了 10 382 名患者的 EPA 和 DHA 水平。随访时间中位数 42 个月，患者平均年龄为 63 岁，女性比例为 35%，70% 患者患有糖尿病。本次研究的主要结果衡量指标是与玉米油对照组相比，omega-3 羧酸组达到的 EPA 和 DHA 水平最高三分位数的风险比（*HR*）。

【研究结果】

由于中期分析显示 omega-3 羧酸获益的可能性较低，该试验提前终止。心血管死亡、心肌梗死、脑卒中、冠状动脉血运重建或因不稳定心绞痛住院等主要结终点，omega-3 羧酸组为 12.0%，安慰剂组为 12.2%（*P*=0.84）。次要终点，心房颤动：omega-3 羧酸组为 2.2%，安慰剂组为 1.3%（*P* < 0.001）；胃肠道不良事件：omega-3 羧酸组为 24.7%，安慰剂组为 14.7%；TIMI 大出血：omega-3 羧酸组为 0.8%，安慰剂组为 0.7%。EPA 水平最高三分位（> 116.4μg/ml）患者与安慰剂相比，主要心血管不良事件（MACE）的 HR 为 0.98（*P*=0.81）。最高三分位数 DHA 水平（> 105.2μg/ml）与安慰剂相比，MACE 的调整后 HR 为 1.02（*P*=0.85）。

【研究结论】

尽管 omega-3 羧酸的 EPA 水平增加了 443%，最高三分位数水平的患者并没有带来任何好处。达到前三分位数 DHA 水平与危害无关。在 omega-3 试验中心房颤动风险增加的背景下，不确定任何 omega-3 制剂是否有净利或害。

在接受他汀类药物治疗的血脂异常和心血管风险高的患者中，研究组与对照组之间的心血管事件相似，omega-3 羧酸与安慰剂相比并没有优势。与安慰剂相比，Omega-3 羧酸与更多的心房颤动和胃肠道不良事件相关。

（首都医科大学附属北京安贞医院　师树田　孙晓冬

许昌市中心医院　辛　颖）

七、其他研究进展

（一）2021 ACC 布拉格 OHCA 试验：超侵入性治疗心搏骤停会有更好的结局吗?

2021 ACC 公布的布拉格难治性院外心搏骤停（OHCA）随机临床试验的结果表明，OHCA 患者接受超侵入性治疗的预后明显优于标准治疗。

研究的主要终点是 180 天神经系统预后良好的存活率。神经系统预后良好定义为大脑功能分类（CPC）打分 1 分或 2 分，超侵入性治疗组的打分高于标准治疗组（分值越高越好）。

虽然总体结果没有达到主要疗效终点，但亚组分析发现，接受心肺复苏 45 分钟或更长时间的患者中达到了主要疗效终点，因此，试验提前停止。

主持本研究的捷克共和国布拉格查尔斯大学医学院的 Bělohlávek 教授认为，这项研究是一项最大规模的随机对照试验，结果表明，超侵入性方法是治疗难治性 OHCA 的一种可行、有效的治疗策略，而且不会伤害患者。本研究结果与去年发表在《柳叶刀》上的 ARREST 试验结果相一致。

10 年前设计的本研究主要终点（180 天有益生存期）在临床上较难达到，因此，既往的许多类似研究仅观察 30 天。尽管在次要终点和亚组分析（患者复苏时间超过 45 分钟和交叉）的基础上，主要终点没有达到显著性差异，但试验数据和安全监测委员会认为继续随机分组不符合伦理学要求，因此，原计划入选

570 例患者，在随机入选了 256 例患者后，试验停止。

本研究中，超过 98% 的患者由旁观者行 CPR，超过 75% 的患者行电话指导下的辅助 CPR，整个研究仅纳入所有心搏骤停患者的 6%。

标准治疗组的患者接受指南推荐的持续高级心血管支持（ACLS），包括手动 CPR、除颤、药物治疗，在自主循环恢复（ROSC）时送往医院。超侵入性治疗组的患者在胸部放置机械按压器后，立即转送到心脏中心的导管室，在那里，患者将被放置体外膜肺氧合（ECMO）器。如果转运途中患者的心跳没有重新启动，则需接受体外 CPR。虽然 6 个月的主要终点没有达到统计学意义，但已显示出重要的获益趋势。

该研究还表明，高效的院前治疗、高比例的旁观者 CPR、医院中心电话指导的 CPR，以及与经验丰富的心搏骤停中心的密切合作等，均有助于改善 OHCA 后的疗效。Bělohlávek 教授指出，布拉格所有心搏骤停施救中由旁观者行 CPR 的平均比率超过 80%，令人惊叹。但这种施救措施应由经验丰富的心脏中心来完成。急救医疗服务（EMS）人员和其他相关人员需在那里接受培训。

根据本研究设计于 2012 年发布的历史数据，研究人员预计只有 10% 的患者在持续复苏 45 分钟或更长时间后能够存活，然而，在接受较长时间 CPR 的患者中，标准治疗组有 22% 的患者存活下来。这表明超侵入性治疗训练实际上提高了标准治疗组的存活率，这是本研究的意外收获。培训旨在最大限度地提高从目睹心搏骤停到抵达医院的速度和效率。训练 EMS 团队进行强化复苏，意味着高质量的胸外心脏按压。当电话辅助 CPR 停止时，现场 EMS 团队、医院和调度中心之间的沟通非常重要。

院前停搏降温是超侵入性治疗的一部分，超侵入性治疗组使用 RhinoChill 设备为到达医院的心搏骤停患者提供鼻内降温，但该设备在 2016 年后无法使用，因此，仅对该组早期入选的前 35 ～ 40 名患者进行了停搏内冷却。

试验预计超侵入性治疗组的出血发生率要高于标准治疗组，试验结果与预计相一致（31% vs. 15%，P=0.014）。复苏时间长达 46 ～ 58 分钟的患者是复苏过程中令人绝望的人群，进入标准治疗组的许多患者现场即被宣布死亡，而超侵入性治疗组的患者（除 1 例患者外）均入院治疗。

本研究入选了 2013 年 3 月 1 日至 2020 年 10 月 25 日在布拉格发生院外心搏骤停的成年患者。在 4345 例 OHCA 中，264 例（占 6%）是因心脏原因引起 OHCA，患者虽在现场存活，但没有恢复自主循环，其中 256 例获知情同意的患者被随机分配至超侵入性治疗组（n=124）和标准治疗组（n=132）。两组患者的基线特征和 OHCA 特征基本相似。平均年龄 58 岁，其中 83% 为男性。2/3 的心搏骤停发生在公共场所（36%）或家中（34%）。50% 患者的心搏骤停由急性冠脉综合征所致，60% 的患者出现室颤。旁观者 CPR 和电话辅助 CPR 的发生率分别为 99% 和 79%。从突然倒地到随机分组的平均时间为 25 分钟，1/3 的患者有间歇恢复的自主循环（ROSC）。与标准治疗组相比，超侵入性治疗组接受 CPR 的时间更长（58 分钟和 46 分钟，P=0.037）、接受 CPR 的患者比率更高（分别为 73% 和 55%，P=0.01）。

次要终点：与标准治疗组相比，超侵入性治疗组有更多患者 30 天神经功能恢复（31% 和 18%，P=0.02），但两组间 30 天心脏功能恢复的百分比无显著性差异。

在接受心肺复苏 45 分钟或更长时间的患者亚组中，超侵入性治疗组有更高的 6 个月生存期，而且神经系统预后良好（20 例与 6 例，*P*=0.018）。虽然研究方案允许组间交叉，但总体上交叉比例较低，标准治疗组中，有 4 例由超侵入性治疗组转入；11 例患者（8.3%）从标准治疗组转入超侵入性治疗组；9 例患者（7.2%）在超侵入性治疗无效时转入标准治疗组，后又转入超侵入性治疗组。

结论：对于心脏在标准的高级心脏生命支持下仍不能恢复自主循环的患者，应及时送往医院并进行 ECMO 治疗，超侵入性方法对复苏时间超过 45 分钟的患者最为有益，但前提是要有最佳的院前治疗，包括旁观者的胸部按压，急救部门的电话指导等。

（首都医科大学附属北京安贞医院

李艳芳　王成钢　魏路佳　祖晓麟

河北省廊坊市人民医院　张玲姬）

（二）2021 ACC EXPLORER-HCM 研究：心肌肌球蛋白抑制剂 Mavacamten 可改善肥厚型心肌病患者健康状况

ACC2021 年会上公布的 EXPLORER-HCM 研究评估了心肌肌球蛋白抑制剂 Mavacamten 对肥厚型心肌病患者健康状况的影响，包括症状、身体和社会功能及生活质量等，其研究结果发现：Mavacamten 可显著改善肥厚型心肌病患者的健康状况。该研究结果同期发表于《柳叶刀》上。

EXPLORER-HCM 研究是一项 3 期双盲、随机、安慰剂对照试验，从 13 个国家的 68 个临床心血管中心纳入有症状的梗阻性肥厚型心肌病成人患者共 251 人，患者 NYHA 分级为 Ⅱ～Ⅲ

级，LVOT ≥ 50mmHg。这 251 人随机分配到 Mavacamten 组的 123 名患者，安慰剂组 128 名，其中 Mavacamten 组患者接受 Mavacamten+ 标准治疗，安慰剂组患者接受安慰剂 + 标准治疗，每 2～4 周进行一次随访，共随访 12 次。主要终点是一个复合终点，包括 30 周时峰值摄氧量较基线时增加 3ml/（kg·min）同时 NYHA 分级无恶化，或 30 周时峰值摄氧量较基线时增加 1.5ml/（kg·min）同时伴 NYHA 分级改善至少 1 级。次要终点包括：①运动后 LVOT 压力梯度；②最大摄氧量；③ NYHA 分级至少改善 1 个等级患者比例；④堪萨斯城心肌病问卷（KCCQ）评分及 HCMSQSoB 气短评分。达到主要终点的患者数量 Mavacamten 是对照组的 2 倍（37% vs. 17%），与安慰剂相比，Mavacamten 在所有次要终点均有显著改善。这些主要结局在 2020ESC 上已报道。2021ACC 上发表的 EXPLORER-HCM 研究结果旨在评估 Mavacamten 对患者健康状况的影响，例如症状、身体和社会功能及生活质量。主要终点为堪萨斯城心肌病问卷（KCCQ）得分变化。

KCCQ 是一种经过充分验证的针对疾病的患者健康状况评价量表。Mavacamten 组有 92 人在基线和第 30 周时完成了 KCCQ；安慰剂组有 88 人在基线和第 30 周时完成了 KCCQ。KCCQ 人群的平均年龄为（58±12）岁，女性占 39%，基线时 73% 的患者 NYHA 分级为 Ⅱ 级。30 周时，Mavacamten 组的 KCCQ-OS 评分变化大于安慰剂组 [平均评分 14.9（SD 15.8）vs. 5.4（13.7）；差异 + 9.1（95% CI 5.5～12.8）；$P < 0.0001$]，在所有 KCCQ 子量表中都有相似的获益。Mavacamten 组患者中变化很大（KCCQ-OS ≥ 20 分）的患者比例为 36%（33/92），而安慰剂组为 15%（13/88），估计的绝对差异为 21%（95% CI 8.8～33.4），

需要治疗的人数（NNT）为 5（95% *CI* 3 ～ 11）。停止治疗后，这些收益恢复到基线水平。因此可见，与安慰剂相比，Mavacamten 可以显著改善症状性阻塞性肥厚型心肌病患者的健康状况，鉴于肥厚型心肌病目前治疗的主要目标是改善症状、身体和社会功能及生活质量，Mavacamten 有望成为实现这一目标的新的潜在策略。

根据目前的指南，β 受体阻滞剂是治疗阻塞性肥厚型心肌病的"一线用药"，钙通道阻滞剂维拉帕米或地尔硫草则是受体阻滞剂的"合理替代品"。然而，这些常用药物对肥厚型心肌病患者的健康状况有益的证据"有限"。Mavacamten 作为小分子抑制剂可以抑制心肌细胞的收缩，改善心肌细胞的舒张功能，逆转心肌细胞的纤维重构，最后达到降低 LVOT 压力梯度的目的。Mavacamten 对肥厚型心肌病的治疗是属于"标本兼治"，既可以改善患者的症状，又可以改善患者的预后。EXPLORER-HCM 研究的结果更是振奋人心，让我们看到了肥厚型心肌病治疗的希望。但其仍存在一定的局限性：28% 的患者缺少基线或随访 KCCQ 数据（广泛的分析表明没有明显的偏倚）；该研究只纳入了血流动力学显著异常的肥厚型心肌病患者，在其他肥厚型心肌病人群中能否观察到获益还需要进一步的研究；并且需要进行长期随访以了解预后。

（首都医科大学附属北京安贞医院　蒋志丽）

（三）2021 ACC VOYAGER PAD 研究：利伐沙班降低症状性外周动脉疾病患者血运重建术后的总缺血事件

VOYAGER PAD 是一项前瞻性、随机化、平行对照、分层设计的多中心临床研究，旨在探索下肢血运重建术（LER）后的症状性外周动脉疾病（PAD）患者在抗血小板治疗基础上联用利伐沙班的疗效和安全性。在 ACC2020 期间公布的 VOYAGER PAD 的主要结果表明，与单用阿司匹林相比，利伐沙班 2.5mg 每日 2 次 + 阿司匹林 100mg 每日 1 次治疗可减少 15% 的首次事件，在 6564 名研究患者中，3 年内需要治疗的首次事件的人数为 39 例。美国当地时间 2021 年 5 月 16 日，ACC 2021 上，VOYAGER PAD 研究团队公布了最新研究结果，利伐沙班联合阿司匹林可降低症状性 PAD 患者血运重建术后的总缺血事件。

【研究背景与目的】

PAD 患者发生主要肢体和心血管不良事件的风险较高，VOYAGER PAD 研究证实，与单独使用阿司匹林进行比较，阿司匹林联合利伐沙班 2.5mg 每日 2 次可降低 15% 的首次事件，但利伐沙班对该人群总缺血事件的获益尚不清楚。本研究希望评价 PAD 患者接受 LER 后发生总血管事件的风险，以及小剂量利伐沙班对总事件的疗效。

【研究方法】

VOYAGER PAD 研究将接受 LER 的 PAD 患者随机分为利伐沙班 2.5mg 每日 2 次联合阿司匹林治疗组和单独阿司匹林治疗组（联合安慰剂）。主要终点事件包括急性肢体缺血、血管原因的大截肢、非致命性心肌梗死、非致命性缺血性脑卒中和心血管死亡。血管事件包括外周血运重建和静脉血栓栓塞事件。

【研究结果】

在 LER 后的中位随访 28 个月内，总共发生了 4714 次首次和后续的血管事件，包括 1614 次主要终点事件和 3100 次其他血管事件。利伐沙班使总主要事件减少了 14%［95% 置信区间（CI），0.75 ～ 0.98；P=0.02］，总血管事件减少了 14%（95%

CI，0.79 ～ 0.95；*P*=0.003）。对于每 100 名研究参与者，估计在 3 年内使用利伐沙班预防了 4.4 次主要终点事件和 12.5 次血管事件。值得注意的是，60% 的第二次事件发生在第一次外周血运重建的患者中。利伐沙班组的 TIMI 大出血增加了 43%（利伐沙班组 62 次 vs. 安慰剂组 44 次事件），两组之间差异无统计学意义。

【研究结论】

利伐沙班可显著降低症状性 PAD 患者 LER 后总缺血事件风险，不增加 TIMI 大出血发生率。

【结论】

接受 LER 的 PAD 患者发生肢体和心血管事件的风险极高，在考虑总体事件而不是首次事件时，其风险要大得多。双联抗栓方案（利伐沙班 2.5mg 每日 2 次联合阿司匹林 100mg 每日 1 次）与单独使用阿司匹林治疗相比，可显著减少首次和后续的主要不良肢体和心血管事件发生的风险。考虑到总血管事件时，双联抗栓方案与单独阿司匹林相比，在该人群中的绝对获益幅度更大。

（首都医科大学附属北京安贞医院　师树田

航空总医院　彭余波）

（四）2021 ACC CAPITAL CHILL 试验：院外心搏骤停昏迷存活者的中度和轻度低温治疗

2021 ACC 公布的 CAPITAL-CHILL 试验结果表明，在改善院外心搏骤停昏迷存活者（OOHCA）6 个月病死率或神经功能预后方面，中度低温（目标温度 31℃）并不优于轻度低温（目标温度 34℃）。

试验目的：比较中度低温与轻度低温在院外心搏骤停昏迷存

活者中的安全性和有效性。

研究设计：共入选患者 389 例，平均年龄 62 岁，其中女性占 18%。入选者以 1：1 的比例随机分为中度低温组（*n*=193）和轻度低温组（*n*=196）。分组基于初始心律失常［室性心动过速 / 心室颤动（VT/VF）与非室性心动过速 / 心室颤动（non–VT/VF）］的类别，随访 180 天。

中度低温组，目标温度维持 24 小时，随后复温 24 小时，维持常温 24 小时；轻度低温组，目标温度维持 24 小时，随后复温 12 小时，维持常温 24 小时。温度的调整通过血管内冷却装置实现。

入选标准：

• 院外心搏骤停昏迷的存活者。

• 年龄 ≥ 18 岁。

• 意识丧失（格拉斯哥昏迷评分为 8）。

• 不考虑心搏骤停时的初始心脏节律。

• 推测心搏停止是心脏原因所致。

排除标准：

• 已知不能进行日常生活和活动。

• 已知有颅内出血。

• 已有大出血临床证据的严重凝血性疾病。

• 非心搏骤停的昏迷。

• 预期寿命 < 1 年。

• 不能使用血管内冷却装置。

主要结果表明：180 天的死亡或神经系统转归不良，中度低温组和轻度低温组分别为 48.4% 和 45.4%（*P*=0.56）。其中病死率分别为 43.5% 和 41%（*P*=0.63），神经系统转归不良分别为 4.9% 和 4.4%（*P*=0.81）。

【结论】

在改善 OOHCA 昏迷患者 6 个月的病死率或神经功能预后方面，中度低温（31℃）并不优于轻度低温（34℃）。入选患者中，绝大多数的初始心律失常表现为心室颤动。与轻度低温治疗组相比，中度低温导致患者在 ICU 停留的时间更长，脑卒中、出血和癫痫的发病率更高。

（首都医科大学附属北京安贞医院

李艳芳　孙晓冬　张慧敏

首都医科大学附属北京康复医院

王立中　张振英　曹　倩）

2021 欧洲心脏病学会科学年会（ESC）概况

首都医科大学附属北京安贞医院　李艳芳

2021 年欧洲心脏病学会科学年会（ESC）于 8 月 27 日以全虚拟形式召开，大会期间公布了 4 项指南（每天公布 1 项），包括急慢性心力衰竭诊断和治疗指南、瓣膜性心脏病管理指南、起搏和心脏再同步治疗指南、临床实践心血管疾病预防指南。12 场最新科学会议上报告了 40 项试验，19 场热线会议公布了 21 项研究报告。还有许多其他新的研究结果揭晓，涉及心律失常治疗的探索（环路记录器指导的射频消融、心血管疾病的二级预防、疫苗接种、口服抗凝剂，特别是经导管瓣膜手术后的抗凝治疗和感染 COVID-19 的住院患者应用秋水仙碱及预防血栓栓塞疾病的抗凝治疗。

近两年，未能出席 ESC 大会的人很热衷于线上登录参会，而且参会人员趋向于年轻化，2020 年 ESC 全虚拟会议注册人员的平均年龄比新冠肺炎大流行前的现场注册人员要年轻得多。线上会议可以通过电脑或智能手机随时参会，简易、方便、可行。虚拟数字会议的优点在于会议内容可在空闲时重放，任何人都能在随后的任意时间应用电子设备学习会议内容、接受培训。

本届大会第一部更新的指南是急性和慢性心力衰竭诊断和治疗指南，该指南根据过去几年密集的心力衰竭临床试验结果，提出了一些新的建议，并强化了推荐的证据等级水平。这部指南涵盖了射血分数减低心力衰竭（HFrEF）和急性失代偿性心力衰竭的药物和器械治疗，强调了射血分数减低中间值心力衰竭（HFmrEF）的概念。HFrEF 的治疗药物已从"金三角"过渡到"新四联"。指南推荐尽快启动包括肾素 - 血管紧张素系统（RAS）抑制剂、β 受体阻滞剂、盐皮质激素受体拮抗剂（MRA）和钠 - 葡萄糖协同转运蛋白 2（SGLT2）抑制剂的四联治疗。将有大量新的循证医学证据的药物 SGLT2 抑制剂整合到心力衰竭整体治疗措施中，具有重要的临床意义。

2021 年 6 月，欧洲心脏病学会心力衰竭协会（ESC-HFA）新版心力衰竭指南，为 HFrEF 丰富的药物治疗时代提出了新问题，即应用哪些药物？以什么顺序开始药物治疗？答案是：尽快启动 4 种药物治疗，包括肾素 - 血管紧张素系统（RAS）抑制剂、β 受体阻滞剂、盐皮质激素受体拮抗剂（MRA）和 SGLT2 抑制剂。可按照适合每位患者的个体化原则排序，在安全可行的情况下全面启动上述药物治疗。

2021 ESC/EACTS 瓣膜性心脏病管理指南对主动脉瓣关闭不全、主动脉瓣狭窄、二尖瓣关闭不全、二尖瓣狭窄、三尖瓣病变、多瓣膜病变、人工心脏瓣膜病变、瓣膜相关的非心脏手术及妊娠患者的管理等提出了新的推荐意见。CHA2DS2 VASc 评分 ≥ 2 的心房颤动患者，行瓣膜手术时应考虑进行左心耳封堵以降低血栓栓塞风险，推荐等级由过去的 Ⅱb 上调全 Ⅱa。主动脉瓣狭窄、主动脉瓣或二尖瓣关闭不全的心房颤动患者，如有口服抗凝血药（OAC）适应证，相对于 VKAs（维生素 K 拮抗剂）更优先推荐 NOACs（新型口服抗凝血药）以预防脑卒中，推荐等级由 Ⅱa 类上升为 Ⅰ 类。

2021 ESC 起搏和心脏再同步治疗新版指南新增并更新了关

于起搏类型和模式、包括传导系统起搏和无线起搏的内容；新增了起搏中性别差异、起搏患者的评估、心脏再同步化治疗（CRT）、替代起搏策略、经导管主动脉瓣植入术（TAVI）术等内容。

2021 ESC 临床实践心血管疾病预防指南首先提倡生活方式干预，建议所有成年人将有氧运动与抗阻运动结合起来，改善生活方式、减少久坐。指南明确了中等强度到剧烈体力活动的益处、健康饮食可以显著降低心血管疾病和其他慢性疾病的风险。指南提出，从以动物为基础的饮食模式转变为以植物为基础的饮食模式会减少心血管疾病。指南强调了加强血压和血脂管理。已确诊 ASCVD 的患者，建议将 LDL-C 降至 1.4mmol/L 以下，建议将所有高血压患者的血压降至 < 140/90mmHg，随后根据患者具体情况决定是否需要更为严格的血压控制。血糖的管理提倡大多数 1 型或 2 型糖尿病患者的 HbA1c 目标为 < 7.0%。

本届大会有关心力衰竭的 EMPEROR-Preserved 试验结果表明，SGLT2 抑制剂恩格列净使主要终点事件心血管疾病死亡和心力衰竭住院率显著降低。这是 HFpEF 主要随机药物试验中第一个显著获益的临床结果，令人感到欣慰。这一结果使恩格列净成为第一个也是目前唯一一个能显著降低伴或不伴糖尿病、HFpEF 患者心血管死亡或因心力衰竭住院风险的治疗药物。迄今为止，还没有任何治疗 HFpEF 的药物能够令人信服地证明心力衰竭住院率的显著降低或临床症状、心功能及生活质量的显著改善，这一研究结果证实了恩格列净在各种类型心力衰竭患者（无论患者射血分数如何）中的获益疗效。本试验跨越心力衰竭范围，目前还在进一步研究恩格列静对肾功能的影响。

SMART-MI 试验入选了 400 例近期有心肌梗死、左室射血分数 36% ～ 50%、存在自主神经功能障碍的患者，随机分为置入或不置入 REVIEW LINQ（Medtronic）环路记录仪两组，比较置入式心脏监护仪（ICMs）的远程医疗监护是否较常规随访在早期发现严重心律失常事件（SArE）上存在优势，并进行了长达18 个月的随访。主要终点是潜在的严重心律失常事件，次要终点是病死率、住院率或其他临床事件。该试验阐明了置入式心脏监护仪的远程医疗监护与持续动态心电监测指导下的管理对具有极高心律失常风险患者的有效性。结果表明，通过 ICMs 远程监测可有效检测到心肌梗死后 LVEF 36%～50% 伴有心脏自主神经功能障碍患者的缓慢和快速心律失常事件（SArE）；ICM 检测到的 SArE 能高效预测心血管并发症，为早期干预提供依据。

GUIDE-HF 研究，入选了 3600 例心力衰竭患者，置入 CardioMEMS HF 系统的肺动脉压力传感器，以探索其指导心力衰竭管理的价值。该试验分为 3 组，随机传感器监测组、NYHA2～4 级症状的对照组及 NYHA3 级的观察组。每组至少随访 12 个月，CardioMEMS 监护仪于 2014 年在美国获批用于临床，并且在 2017 年 CHAMPION 研究中表现出色。本结果表明，血流动力学指导的对射血分数和症状严重程度的管理是安全的，但未能减少死亡和总心力衰竭事件的联合终点。

热线会议报告了 Dal-GenE 试验（Dalcetrapib 的药物遗传心血管试验），该研究入选了约 6000 例近期心肌梗死患者，观察曾经被摒弃的胆固醇酯转移蛋白（CETP）抑制剂 dalcetrapib（DalCor）选择性使用时能否在二级预防中获益。因为既往研究发现，Dalcetrapib 对存在特殊基因型的近期急性冠脉综合征（ACS）患者可能有效。Dal-GenE 试验在这一患者群中前瞻性地检验 Dalcetrapib 在降低心血管事件和死亡风险的有效性，复合终点包括心血管死亡、心搏骤停复苏、非致命性心肌梗死和非致命性脑卒中。这些患者的 *ADCY9* 基因在 rs1967309 位点有 AA 基因型。本研究的目的在于探讨 *ADCY9* 基因中已证实存在 rs1967309 变异的 AA 基因型患者，是否与 CETP 抑制剂的显著临床反应相关。

在非瓣膜性心房颤动患者中，直接口服抗凝剂（DOAC）已在很大程度上取代了维生素 K 拮抗剂（VKA）的治疗地位。但是，在接受经导管主动脉瓣置换术（TAVR 或 TAVI）的患者中，DOAC 是否同样可取代华法林，2021 ACC 公布的 ATLANTIS 和 GALILEO 的试验结果还远未解决这一问题。

本届大会公布的 ENVISIGE-TAVI AF 试验，从 14 个国家的 173 个医疗中心纳入 1426 例（两组各 713 例）心房颤动患者，患者平均年龄 82 岁，47.5% 为女性，探讨了凝血因子 X 抑制剂艾多沙班的疗效。患者被随机分配至 DOAC 组、标准治疗组及自主抗血小板治疗组。对临床事件的复合终点(包括死亡、心肌梗死、脑卒中)和大出血进行了长达 3 年的随访。ENVISAGE-TAVI AF 研究纳入了成功 TAVI 的术后患者，试验组接受 VKA 或艾多沙班治疗。研究的主要终点是不良心脏事件，包括病死率，血栓栓塞事件如卒中、体循环栓塞（SEE）、血栓形成，以及大出血；安全性终点为大出血。两组不良心脏事件无统计学显著性差异，已达到非劣效，艾多沙班与 VKA 相似。但在安全性终点大出血上未能达到非劣效。

MASTER DAPT 试验共纳入 4300 例接受西罗莫司药物洗脱冠状动脉支架（具有生物可吸收聚合物涂层）的高危出血患者，比较了两种双重抗血小板治疗（DAPT）方案的结局。入选患者随机接受以下两种治疗：①短期双抗，支架置入后 1 个月内采用 DAPT，手术 1 个月后至 12 个月内单独使用 P2Y12 抑制剂；② P2Y12 抑制剂的传统方案，双抗治疗 6 ～ 12 个月，阿司匹林需持续 12 个月。在有或没有 OAC（口服抗凝血药）适应证的高出血风险患者中，简化与非简化抗血小板治疗（APT）方案相比，NACE（净临床不良事件）和 MACCE（主要心脑血管不良事件）的发生率没有显著差异。同时提示，没有 OAC 适应证的简化抗血小板治疗（APT）方案组患者的出血事件发生率较低。

FIGARO-DKD 试验入选了 7437 例 2 型糖尿病（T2D）和慢性肾病（CKD）患者，试验结果表明，在标准治疗的基础上，接受新型非甾体类非选择性盐皮质激素受体拮抗剂（MRA）finerenone 治疗的患者显著降低了心血管死亡或非致命性心血管事件的主要终点风险。根据 2020 年 AHA 会议发布的 FIDELIO-DKD 试验结果，美国已批准 finerenone 用于治疗 2 型糖尿病和 CKD，该试验发现服用 finerenone 的患者减少了 CKD 进展和 CV 事件。尽管 FIGARO-DKD 试验在设计上与 FIGARO-DKD 相似，但 FIDELIO-DKD 入选的早期糖尿病肾病（DKD）患者数量较少。因此，研究人员将两个试验的人群集合起来，创建了一个跨越 DKD 严重程度范围的队列。在 FIDELIO-DKD 之后，一项名为"富达"的混合队列分析已列入日程。与其他 MRA 相比，finerenone 具有高选择性，且作用靶点在肾脏和心脏的分布较为均匀。此外，finerenone 可剂量依赖性地减少慢性肾病合并 2 型糖尿病患者的白蛋白尿，而且与 SBP（收缩压）的变化没有相关性。

After FIDELITY 是一项前瞻性 APAF-CRT 试验，追踪观察了 1830 名有症状的永久性心房颤动患者，并且近期因心房颤动或心力衰竭而住院，这些患者不适合标准消融，因此被随机分配接受房室交界区（AV）消融，随后置入 CRT（无论是否除颤），并配合最佳药物治疗（"消融和配速"策略），或者接受置入式心律转复除颤器（ICD）加控制心率的药物治疗。该试验随访 4 年，以病死率作为主要终点，之前报道的 2 年随访中有 102 名患者死亡、心力衰竭恶化或因心力衰竭而住院。试验在达到 280 名患者的计划目标之前就停止了入选登记，因为中期分析显示消融和起搏都有显著的益处。

DECAF 2，观察 MRI 延迟钆增强（瘢痕组织的替代物）引导的心房颤动导管消融是否比单纯肺静脉隔离（PVI）的标准心房颤动消融更有效。研究入选了 900 例从未因心律失常接受过消融治疗的持续性心房颤动患者，随机分配到两种不同的治疗策略组，观察是否有心房颤动复发，随访时间达 18 个月以上。

TOMAHAWK 试验旨在阐明非 ST 段抬高心肌梗死的院外心搏骤停患者复苏时进行有创冠状动脉造影的最佳时机，随机入选了 558 名此类患者接受即时有创性血管造影，或直接进入重症监护病房进行自主延迟血管造影的初始标准治疗。主要终点是全因死亡，次要终点是其他临床事件和神经系统结局。结果表明，与延期或选择性冠状动脉造影相比，即刻非选择性冠状动脉造影并未带来 30 天总的心脏获益。

RIPCORD-2 试验随机纳入 1100 名已知或怀疑稳定性冠状动脉疾病（CAD）的患者单独接受常规血管造影，或增加血流储备分数（FFR）的直接压力测量，以指导治疗决策。主要终点包括医疗费用和患者报告的 1 年生活质量。RIPCORD-2 研究结果提示，在诊断性冠状动脉造影时常规评估 FFR 并无获益，反而延长了操作时间，增加了造影剂用量和相关并发症（FFR 压力导丝导致的额外并发症为 1.8%）。

无症状颈动脉手术试验 -2（ACST-2）已对 3600 名患者进行了评估，这些患者的颈动脉狭窄与症状无关，但颈动脉内膜切除术（CEA）或颈动脉支架置入术（CAS）在解剖学上被认为可行。

但关于最佳治疗方案的选择，存在"重大不确定性"。该试验在欧洲和北美的 40 个国家进行，于 2008 年启动，随机分配患者接受 CEA 或 CAS 治疗，两种情况下均接受适当的药物治疗，并对围手术期的脑卒中和脑卒中相关事件进行了长达 10 年的随访。结论：无症状性颈动脉重度狭窄患者，CAS 和 CEA 导致的严重并发症较少。两种术式所致的长期致死、致残性脑卒中发生率基本相似。

ACST-2 的 LOOP 研究随机入选了 6000 例患者，使用 Medtronic Reveal LINQ 监护仪对非房颤卒中危险因素的老年患者进行心房颤动筛查，观察能否降低卒中或系统性栓塞的风险，这些患者需要口服抗凝剂。由循环记录器指导治疗。

盐替代品和卒中研究（SSaSS）将中国西北部 5 省约 600 个村庄的 20996 例参试者随机分为限钠干预组和对照组。所有参试者都有卒中史，或者至少 60 岁、有未控制的高血压。干预组的参试者获得了低钠、补钾的盐替代品（含 60%～70% 的氯化钠，20%～30% 的氯化钾和 8%～12% 的硫酸镁），以取代他们常规的盐供应，同时接受限制钠盐的健康教育。对照组的参试者继续原有正常饮食。试验开始后参试者都收到了"减少钠盐摄入量"的建议。所有参试者都要拥有一部联系电话。通过每 6 个月给所有参试者打一次电话来跟踪临床事件，包括 5 年随访期间的卒中和住院情况，并在家庭拜访的随访中做文件记录。结果表明，随访中，有 3000 多人发生了脑卒中，4000 多人死亡，5000 多人发生了重大心血管事件。与普通盐相比，使用食盐替代品的脑卒中风险显著降低（每 1000 患者年 29.14 与 33.65，95% 置信区间 0.77～0.96，$P=0.006$）。主要的心血管疾病事件（非致命性脑卒中、非致命性急性冠状动脉综合征、血管性死亡）在食盐替代品中明显减少（每 1000 患者年 49.09 与 56.29，95% 置信区间 0.80 ～ 0.94；$P < 0.001$），总病死率显著降低（每 1000 患者年 39.27 与 44.61，95% 置信区间 0.82 ～ 0.95；$P < 0.001$）。

COLCOVID 试验对疑似 SARS-COV-2 感染和急性呼吸窘迫的患者进行了秋水仙碱研究。在阿根廷入选了 1279 名参试者，随机分为在抗病毒药物和其他标准治疗的基础上接受或不接受强效抗炎药两组，并追踪死亡和新的机械通气需求。

RECOVERY 试验是一项随机、对照、开放标签试验，比较了数种治疗与常规治疗对 COVID-19 住院患者的疗效。其中比较了羟氯喹与常规治疗的主要预后终点 28 天病死率。研究结论：COVID-19 住院患者应用羟氯喹治疗并未降低 28 天病死率，而且住院时间延长，出现病情恶化需要有创机械通气或死亡的风险增加。

MICHELLE 试验随访了 320 例 COVID-19 患者口服利伐沙班预防血栓与未预防性口服抗凝剂的血栓事件比较，该试验在巴西进行，患者出院后服用利伐沙班，每日 1 次，剂量为 10mg，服药时间 1 个月。研究结果显示，在具有高 VTE（静脉血栓栓塞症）风险的 COVID-19 住院患者使用低剂量利伐沙班预防血栓治疗可以减少 VTE 等事件的发生。

PREPARE-IT 研究：二十碳五烯酸乙酯（EPA，是鱼油的主要成分，属于 Ω-3 系列多不饱和脂肪酸），既往研究证实其具有抗炎、抗血栓及可能的抗病毒作用，推测其可能灭活包膜病毒，抑制多种微生物的增殖。由此，研究人员推测在当前的 COVID-19 大流行中，在新型冠状病毒肺炎（COVID-19）患者院前和住院阶段应用 EPA 可能预防感染并降低发病率。4000 例参试者分为两组：一组是在社区生活和流通的成人预防组；

另一组为药物治疗组，入选者年龄至少 40 岁，已确诊为症状性 SARS-CoV-2 感染，但不清楚是否需要住院治疗。研究结论：EPA 并不能预防 SARS-CoV-2 感染。

大会的最后一天公布了心肌梗死后流感疫苗接种（IAMI）试验。该试验将 2571 例患者随机分为一次性接受标准疫苗或安慰剂（生理盐水）注射两组，观察流感疫苗的二级预防效果。研究结果表明：在心肌梗死或高危冠心病患者中，冠状动脉造影或 PCI 术后 72 小时内接种流感疫苗可降低 12 个月的全因死亡、心肌梗死或支架内血栓形成复合终点的风险。

一项大型国际临床试验要求入选有或无 ST 段抬高型心肌梗死，或稳定性冠心病、年龄至少 75 岁，并伴有其他危险因素的老年患者。在 12 个月内对患者进行死亡、心肌梗死、支架血栓形成和一系列次要终点的随访观察。

STEP 试验结果。该研究在中国的 42 个临床研究中心随机入选了 8511 例年龄在 60 ~ 80 岁、收缩压（SBP）为 140 ~ 190mmHg 的老年高血压患者，分别接受基于指南的标准治疗或强化药物的降压治疗。标准治疗的 SBP 目标为 130 ~ 150mmHg，强化治疗的 SBP 目标为 110 ~ 130mmHg。主要复合终点包括与急性冠脉综合征、心力衰竭、血运重建和卒中相关的死亡及临床事件。参试者被随机分配到强化降压组（110 ~ 130mmHg）或标准降压组（SBP 目标 130 ~ 150mmHg）。主要终点：脑卒中、急性冠脉综合征，急性失代偿性心力衰竭，冠状动脉血运重建，心房颤动或心血管原因死亡。次要终点：在主要终点事件的基础上加上全因死亡，心血管不良事件，肾功能不全或肾功能进一步恶化。结果提示，在老年高血压患者中，与收缩压目标设定为 130 ~ 150mmHg 的标准降压治疗策略相比，收缩压目标设定为

110 ～ 130mmHg 的强化降压治疗策略会明显降低心血管事件的
发生率。

Amulet IDE 试验是首次比较两种经导管 LAA 闭合装置的前
瞻性随机对照试验，其目的是评估 Amulet ™封堵器的安全性和
有效性，研究共入选了 1878 例非瓣膜性心房颤动，有出血、
脑卒中或系统性栓塞的高危患者。研究结论：在预防非瓣膜性
心房颤动患者卒中的有效性和安全性上，Amulet 封堵器不劣于
Watchman 封堵器，但在左心耳封堵上优于 Watchman 封堵器。
新术者应用 Amulet 封堵器时，手术相关并发症发生率较高，但
随着操作经验的增加手术并发症会显著降低。

STOPDAPT-2 ACS 试验是对急性冠脉综合征（ACS）患者冠
状动脉支架置入术后短期 DAPT 的有效性和安全性进行研究的最
新成果之一。该研究入选了 3008 名日本患者，置入依维莫司洗
脱钴铬支架后 1 个月或 1 年服用阿司匹林和氯吡格雷，并对他们
进行长达 5 年的心肌梗死、心血管死亡、支架血栓形成、卒中和
出血的综合随访。该试验在已发表的 STOPDAPT-2 试验之后进行，
结果表明，使用相同类型支架治疗的稳定性冠心病人群中，1 个
月的 DAPT 方案更具优越性。

本届大会亮点闪烁，内容广泛，充分展示了 1 年来心血管领
域及相关专业的最新的研究进展，对未来的临床和基础研究具有
重要的指导意义。明年的 ESC 大会定于 2022 年 8 月 27 日至 30
日在西班牙巴塞罗那举行，期待有更多新的研究结果问世，进一
步推动心血管领域不断前行。

一、高血压研究进展

（一）2021 ESC QUARTET 试验：高血压患者服用超低剂量四联疗法药物对血压控制安全有效

治疗惰性是公认的血压控制障碍，需要更简单、更有效的治疗策略。2021 年 ESC 虚拟线上会议公布了 QUARTET 试验结果：在高血压早期治疗时，1/4 剂量的四种降血压药物比单药治疗更有效，耐受性相似。

QUARTET 是一项多中心、双盲、平行、随机、3 期试验，研究对象为未接受治疗或接受单药治疗的澳大利亚成年（≥ 18 岁）高血压患者，参与者被随机分配到治疗方案不同的两组中，一种是初始四联药物治疗组，即包含 1/4 剂量的降压药的四倍组合（含厄贝沙坦 37.5mg，氨氯地平 1.25mg，吲达帕胺 0.625mg，比索洛尔 2.5mg）组，另一种是初始单一治疗对照组（厄贝沙坦 150mg）。如果血压没有达到目标，两组患者都可以增加药物治疗，可以从 5mg 的氨氯地平开始。参与者按照按地点进行分层，1 : 1 随机分配。主要结果是 12 周时无人值守办公室收缩压差异。次要结果包括血压控制（标准无人值守办公室血压 < 140/90mmHg）、安全性和耐受性。

该研究从 2017 年 6 月 8 日至 2020 年 8 月 31 日招募了 591 名参与者。300 名参与者随机分配到四联药物治疗组，291 名参与者分配到单一治疗对照组。参与者的平均年龄为（59±12）岁；男性 356 例（60%），女性 235 例（40%）；82% 的患者为白种人，12% 的患者为亚裔，6% 的患者为其他种族。基线平均无人值守办公室血压为 141mmHg（标准差为 13）/85mmHg（标准差为 10）。12 周时，干预组有 44 人（15%）服用了额外的降压药，而对照组有 115 人（40%）服用了额外的降压药。四联药物治疗组的收缩压比对照组低 6.9mmHg（95% CI：4.9 ～ 8.9），且血压控制率（76%）高于对照组（58%），相对风险为 1.30（95% CI：1.15 ～ 1.47，$P < 0.001$）。12 周时两组的不良事件相关的治疗退出率没有差异（干预 4.0% vs. 对照 2.4%；$P=0.27$）。在 417 名继续服药的患者中，对照组比四联药物治疗组更容易出现血压上升的情况（$P < 0.0001$）。在 52 周时，四联药物治疗组的平均收缩压比对照组低 7.7mmHg（95% CI：5.2 ～ 10.3），血压控制率高于对照组（$RR=1.32$，95% CI：1.16 ～ 1.50）。在 12 周内，四合一组有 7 例（3%）严重不良事件，对照组有 3 例（1%）严重不良事件。

该研究结果表明，与开始单药治疗的普通策略相比，采用固定剂量 1/4 剂量联合早期治疗高血压可取得更好的降压效果。这项试验证明了四联药物的有效性、耐受性和简单性。

（山西省心血管病医院　郭彦青　王志鑫）

（二）2021 ESC STEP 试验研究：老年高血压患者强化降压治疗心血管获益更多

近 10 年来，心血管疾病已经成为影响中国民众健康和寿命的第一病因。目前中国心脑血管疾病发病和致死率仍然呈现攀升的态势。业已公认，高血压是心血管疾病的首要危险因素。从治疗高血压以降低心血管疾病风险而言，降压治疗的临床获益主要来自血压降低本身。2021 年 8 月 30 日，蔡军教授（中国医学科学院，中国北京）在 ESC 大会上报告了 STEP 试验研究结果：在老年高血压患者中，SBP 目标为 110 ～ 130mmHg 的强化降压治疗所致的心血管事件发生率低于 SBP 目标为 130 ～ 150mmHg 的标准治疗所致心血管事件的发生率。

STEP 研究是一项多中心、随机、对照试验，由中国医学科学院阜外医院高血压中心蔡军教授和张伟丽教授主持。旨在调查与标准治疗（SBP 目标为 130 ～ 150mmHg）相比，强化治疗（SBP 目标为 110 ～ 130mmHg）是否可以降低心血管（CV）事件的风险。在随机分组、平行对照的大样本心血管结局终点事件的临床试验中，来自中国 42 个研究中心的 8511 例老年高血压患者，按 1：1 随机分入强化降压组和标准降压组，所有患者都定期进行随访，并在合作医院使用相同的经过校准的血压测量设备。以复合心血管结局事件［包括脑卒中、急性冠脉综合征（急性心肌梗死和因不稳定型心绞痛入院）、急性失代偿心力衰竭、冠状动脉血运重建、心房颤动、心血管死亡］为主要研究终点。

在筛选合格的 9624 名患者中，8511 名参加了试验，年龄在 60 ～ 80 岁。4243 人被随机分配到强化治疗组，4268 人被随机分配到标准治疗组。随访 1 年，强化降压组的平均收缩压为 127.5mmHg，标准降压组为 135.3mmHg。强化治疗组收缩压目标（110 ～ 130mmHg）的患者比例为 67.2%，2 年随访时为 70.4%，3 年随访时为 77.2%。42 个月时，强化降压组患者平均使用 1.9 种降压药物，标准治疗组使用 1.5 种降压药物。中位随访时间为 3.34 年，强化降压组有 147 例（3.5%）、标准降压组有 196 例（4.6%）发生复合终点（HR=0.74；95% CI 0.60 ～ 0.92；P=0.007）。研究认为，SBP < 130mmHg 的降压目标能使中国老

年高血压患者得到更多的心血管获益。

STEP 研究强化降压后收缩压控制到 < 130mmHg，对于高血压患者，包括老年高血压患者，能够进一步从强化血压管理中带来显著的心血管获益。STEP 研究的结果和结论，对高血压人口基数超过 2.5 亿的中国心血管疾病控制，降低总体的心血管疾病负担具有着极其重大的现实意义。

（山西省心血管病医院　王　飞　付　阳）

（三）2021 ESC DECIDE-Salt 研究：低钠盐饮食可降低血压及心血管事件风险

2021 年 ESC 会议上公布了 DECIDE-Salt 研究结果，低钠盐饮食可有效降低血压和减少心血管事件风险。

本研究是一项多中心、析因设计、盲法评估的随机对照试验，共纳入中国北方 3 个省 4 个地区中 48 家养老机构 2248 名受试者，按 1：1：1：1 随机分为四组：常规供盐组、逐步减少厨房供盐和低钠盐组、逐步减少厨房供盐组、低钠盐组。主要临床终点是收缩压变化，次要临床终点是舒张压变化、心血管事件发生和全因死亡。安全性指标包括低钠血症、高钾血症、低钾血症、肾功能损伤。

结果显示，24 个月时，在主要临床终点事件方面，低钠盐组相较常规供盐组收缩压降低 7.1mmHg（$P < 0.001$）；逐步减少厨房供盐组相较常规供盐组血压降低 0.6mmHg（$P=0.774$），但两者间差异无统计学意义。在心血管事件发生方面，低钠盐组相较常规供盐组减少 40%（$HR=0.6$，95% CI：0.38 ～ 0.96，$P=0.03$）；逐步减少厨房供盐组相较常规供盐组差异无统计学

（HR=1.04，95% CI：0.64～1.69，P=0.86）。

在安全性方面低钠盐组可引起血钾升高［0.26±0.53 vs. −0.06±0.54，RR（相对危险）=0.24，95% CI 0.15～0.34，$P<$ 0.0001］，增加高钾血症的风险（6.5 vs. 2.5%，RR=2.67，95% CI：1.18～6.05，P=0.0189），降低低钾血症的风险（0.5 vs. 3.0%，RR=0.19，95% CI：0.05～0.71，P=0.0133）。低钠盐组血钠水平降低（−1.43±2.72 vs. −0.36±2.81，RR=−0.9，95% CI：−1.5～−0.4，P=0.0005），但不增加低钠血症及肾损伤发生风险。出现高钾血症的 50 位受试者中，2 位受试者在 12、24 个月时均有血钾升高（低钠盐组 1 位，常规供盐组 1 位），2 位死亡（低钠盐组 1 位，死于髋部骨折并发症；常规供盐组 1 位，可能死于肺癌），3 位发生非致死性脑卒中（低钠盐组 1 位，常规供盐组 2 位）。

综上所述，低钠盐饮食可以有效降低血压和减少心血管事件风险，其虽然可以导致高钾血症发生风险增加，但并不构成临床风险。逐步减少厨房供盐并没有显著减少钠摄入量，因此对血压或心血管事件没有明显获益，但此种方法为临床控盐提供了一种新策略。

（山西省心血管病医院　安　健　王　朝）

（四）2021 ESC Meta 分析：无心血管疾病病史且血压水平正常者药物降压可获益

2021 年 8 月 ESC 会议上公布了一项关于不同血压水平下心血管疾病一级、二级预防治疗是否应启动药物降压的研究，结果显示无论是否有心血管病史，即使血压正常，一定程度的药物降压，患者均可获益。

一直以来，关于药物降压对既往有心血管疾病病史及无心血管疾病病史个体的影响，以及血压正常或轻度升高水平个体的药物降压获益都存在争议。本研究是迄今为止，患者个人数据层面最大规模的荟萃分析，共纳入 48 项临床研究、344 716 名受试者，涵盖亚洲、欧洲、北美洲、大洋洲等不同族裔。主要终点事件是致命和非致命性脑卒中、致命或非致命性心肌梗死或局部缺血性心脏病，或心力衰竭导致住院或死亡）。

在既往无心血管疾病病史的人群中（n=186 988），平均血压为 157/89mmHg（8.0% 的人收缩压 < 130mmHg）。在既往有心血管疾病病史的人群中（n=157 728），平均血压为 146 /84mmHg（19.8% 的人收缩压 < 130mmHg）；经过中位时间 4.15 年的随访后，有 42 324 名受试者（12.3%）至少发生了一次主要心血管事件。在既往无心血管疾病病史人群中，药物干预组与对照组主要心血管事件发生率分别为 25.9/1000 人·年（95% CI 25. 4 ～ 26.4），31.9/1000 人·年（95% CI 31.3 ～ 32.5）。收缩压每降低 5mmHg，与其相关的重大心血管事件 HR 为 0.91，95% CI 0.89 ～ 0.94。在有心血管疾病病史的人群中，药物干预组与对照组主要心血管事件发生率分别为 36.0/1000 人·年（95% CI 35.3 ～ 36.7），39.7/1000 人·年（95% CI 39.0 ～ 40.5）。收缩压每降低 5mmHg，与其相关的重大心血管事件 HR 为 0.89，95% CI 0.86 ～ 0.92。在分层分析中，既往心血管疾病史及收缩压高低对主要心血管事件发生风险无明显差异。且降压治疗的相对效果与收缩压降低幅度成正比。具体分析不同事件，收缩压降低 5mmHg，脑卒中和心力衰竭风险降低约 13%，缺血性心脏病降低约 8%，心血管疾病死亡事件风险降低 5%。在缺血性心脏病患者中，即使收缩压正常，降压治疗仍可获益。

这项对随机试验的大规模分析提示，收缩压降低 5mmHg 可使主要心血管事件的风险降低约 10%。即使在目前未考虑治疗的血压水平下，一定程度的药物降压对于主要心血管疾病的一级和二级预防同样有效。是否应用药物降压，临床医师不仅应该考虑患者血压水平，更应该考虑整体心血管疾病的风险。

（山西省心血管病医院　安　健　王　朝）

二、冠心病研究进展

（一）2021 ESC：青少年饮酒和吸烟加速动脉硬化

2021 年 8 月 27 日 ESC 虚拟线上会议公布了一项关于吸烟和饮酒对年轻人动脉硬化的影响研究，其结果表明：过度吸烟和饮酒与血管硬度增加有关。

研究人员调查了 1655 名参加过父母和儿童纵向研究 ALSPAC 的参与者的数据。参与者年龄在 17 ～ 24 岁，女性占比 61%。参与者同时接受了包括颈动脉 – 股动脉脉搏波速（cfPWV）在内的评估。研究人员根据参与者的饮酒量将他们分为从不饮酒、中等量饮酒（每天 ≤ 4 杯）和高强度饮酒者（每天 5 杯）。根据吸烟暴露程度将他们分为从不吸烟、中等强度（每天 10 支）和高强度（每天 ≥ 10 支）吸烟者。此外，既往吸烟者被归类为戒烟者。

结果表明，在 17 ～ 24 岁，cfPWV 平均增加 0.59 m/s，女性平均增加 0.56 m/s，男性平均增加 0.65 m/s（$P < 0.001$）。平均每日饮酒量每增加一杯，cfPWV 就增加 0.05 m/s（$P=0.039$）。年龄、性别和社会经济地位进行校正后，研究发现，与从不饮酒的人（$n=116$）相比，中度饮酒者（$n=847$）cfPWV 平均增加了 0.18（$P=0.090$），而高度饮酒者（$n=679$）的 cfPWV 平均增加了 0.20（$P=0.055$）。进一步校正收缩压、体重指数、低密度脂蛋白胆固醇、葡萄糖和 C 反应蛋白水平可减弱这些影响，但相关性仍存在。相比之下，与从不吸烟的人（$n=611$）相比，中等强度（$n=383$）和

高强度（n=78）吸烟与动脉硬化之间没有关系（P=0.400）。但是，分析显示，在女性中，高强度吸烟与动脉硬化之间存在相关性，cfPWV 与从不吸烟者相比增加了 0.32（P=0.028）。结果还显示，从不吸烟者和戒烟者之间的动脉硬化程度没有差异（P=0.50）。

研究结果表明，年轻饮酒者和重度吸烟的年轻女性会出现动脉损伤，从不吸烟者和戒烟者的动脉硬度变化相似，这表明青年时期吸烟的负面影响在戒烟后可能是可逆的。青春期和青年时期是吸烟和饮酒这些行为开始和形成的关键时期，因此，要预防心血管疾病，在青少年时期改变吸烟和过度饮酒的生活方式至关重要，该研究结果强调了早期生活方式的选择对长期心血管健康的重要性。

（山西省心血管病医院　宋晓健　常文娟）

（二）2021 ESC TOMAHAWK 研究：非 ST 段抬高心肌梗死致心搏骤停患者早期冠状动脉造影无明显获益

院外心搏骤停（out-of-hospital cardiac arrest，OHCA）是常见死因之一，而心肌梗死是院外心搏骤停的常见原因。然而，在非 ST 段抬高心肌梗死所致心搏骤停的复苏患者中，早期冠状动脉造影和血运重建的益处尚不清楚。2021 年 8 月 29 日，ESC 大会公布了 TOMAHAWK 的研究结果：对于复苏后的心搏骤停患者，相比延迟或择期冠状动脉造影，立即转运患者在导管室完善冠状动脉造影检查，并不能更多地挽救生命或者改善神经系统预后。

TOMAHAWK 研究是一项前瞻性、随机、开放标签的多中心试验，共纳入 554 例可能心脏源性且已恢复自助循环的 OHCA 患者，所有患者复苏后心电图无 ST 段抬高迹象或者左束支传导阻滞，按照 1 : 1 的比例，随机将患者分成两组，一组进行即刻冠状动脉造影（即刻冠状动脉造影组），一组进行延期血管造影（延期血管造影组），主要终点是 30 天内全因死亡。次要终点包括 30 天内因任何原因或严重神经功能损伤的复合死亡。

554 例患者共 530 例（95.7%）被纳入初步分析，每组 265 例。在第 30 天，即刻血管造影组有 143 例（54.0%）死亡，延期血管造影组有 122 例（46.0%）死亡（$HR=1.28$；95% CI 1.00 ～ 1.63；$P=0.06$）。即刻血管造影组［255 例患者中 164 例（64.3%）］比延迟血管造影组［248 例患者中 138 例（55.6%）］更容易出现因任何原因或严重神经功能损伤的复合死亡（$HR=1.16$；95% CI 1.00 ～ 1.34）。在其他次要终点（如 ICU 住院时间、肌钙蛋白释放高峰或心肌梗死）或安全终点（包括中度或重度出血、脑卒中和需要透析治疗的急性肾衰竭），即刻血管造影组与延期血管造影组之间没有差异。

本研究提示，对于在非 ST 段抬高心肌梗死所致心搏骤停的复苏患者，即刻行冠状动脉造影检查可能并不能作为首选方式。虽然 TOMAHAWK 得出了中性结果，但是也有一定临床意义。面对一个非 ST 段抬高的心搏骤停患者，可以多花时间在疾病诊断方面，等待实验室检查结果，从容询问病史，请专科会诊。一方面避免了非必要的即刻冠状动脉造影，起到节省资源的效果，另一方面急诊科和心内科医师相互沟通协作可以给患者提供安全保障。此外，TOMAHAWK 带给我们的启示是，需要警惕复苏后神经系统损伤。

（山西省心血管病医院　王　飞　王　浩）

（三）2021 ESC IAMI 试验：心肌梗死或高危冠心病患者早期接种流感疫苗可以降低全因死亡、心肌梗死或支架内血栓形成的复合风险

2021 年 8 月 30 日，Ole Fröbert 教授在 ESC 大会上报告了 IAMI 试验的结果：在心肌梗死（myocardial infarction，MI）或高危冠心病患者中，冠状动脉造影（coronary angiography，CAG）或经皮冠状动脉介入治疗（percutaneous coronary intervention，PCI）后 72 小时内接种流感疫苗可降低 12 个月全因死亡、心肌梗死或支架内血栓形成复合终点的风险。

IAMI 试验是一项多中心、双盲、随机对照试验，在八个国家（瑞典、丹麦、挪威、拉脱维亚、英国、捷克、孟加拉国和澳大利亚）的 30 家医院进行，涵盖了四个流感季节（2016 年 10 月至 2020 年 2 月），旨在评估流感疫苗对高危冠状动脉疾病患者心肌梗死后或 PCI 后的疗效。患者纳入标准：选择接受 CAG/PCI 的急性 ST 段抬高型心肌梗死（ST-elevation myocardial infarction，STEMI）或非 ST 段抬高型心肌梗死（non-ST-elevation myocardial infarction，NSTEMI）患者，或年龄 ≥ 75 岁且具有至少一项高危因素的稳定性冠心病（stable coronary artery disease，SCAD）患者。患者在当前流感季未接种流感疫苗。最终，研究共纳入 2016 年 10 月 1 日至 2020 年 3 月 1 日内符合纳排标准的 2571 例患者，按 1：1 比例随机分配至流感疫苗组（$n=1290$）和安慰剂组（$n=1281$）。在 CAG/PCI 后 72 小时内流感疫苗组注射灭活疫苗，安慰剂为无菌 0.9% 生理盐水。主要终点事件：全因死亡、心肌梗死或支架内血栓形成的复合终点。关键次要终点：

全因死亡、心肌梗死、支架内血栓形成或心血管死亡的复合终点。其他次要终点：计划外的血运重建；脑卒中或短暂性脑缺血发作；心血管死亡、心肌梗死或支架内血栓形成的复合终点；因心力衰竭或心律失常住院。

在招募了 2571 名患者（目标的 58%）后，由于 COVID-19 大流行，该试验提前停止。患者的平均年龄为 60 岁，其中 18% 是女性。约 3/4 的患者接受了 PCI，1/4 的患者接受了药物保守治疗。与安慰剂组相比，流感疫苗组主要终点事件（HR=0.72；95% CI 0.52 ～ 0.99；P=0.040）、全因死亡（HR=0.59；95% CI 0.39 ～ 0.89；P=0.010）和心血管死亡（HR=0.59；95% CI 0.39 ～ 0.90；P=0.014）的发生率均较低，而 MI 发生率没有差异（HR=0.86；95% CI 0.50 ～ 1.46；P=0.57）。因此，在心肌梗死或高危冠心病患者中，CAG 或 PCI 术后 72 小时内接种流感疫苗可降低 12 个月全因死亡、心肌梗死或支架内血栓复合终点的风险。

许多学者针对流感疫苗能否降低冠心病患者的预后进行研究。FLUVAS 研究、FLUCAD 研究和 Phrammmintikul 等的研究结果均显示流感疫苗可以显著降低急性冠脉综合征或计划 PCI 患者的心血管预后，此次 ESC 会议上，Ole Fröbert 教授公布的 IAMI 研究是目前针对这一问题所进行的样本量最大的研究。尽管由于新冠肺炎疫情，研究纳入人数未达到预计的 4400 例，仍有 2571 例患者被纳入此研究，远超过此前研究的数百例患者。研究结果显示，疫苗组的主要复合终点、全因死亡及心血管死亡均显著降低，尤其是全因死亡这一硬终点的降低更是证明了注射疫苗在此类人群中产生的净获益。有趣的是，从死亡原因中可以看到，全因死亡的减少主要是由心血管死亡的下降所驱动，而两组在肺炎、感染性休克、发热、咳嗽及非心血管死亡等方面均无显著差异，这提示疫苗注射的获益主要来源于对心血管的保护作用，而非对流感的预防，这也与既往研究所发现的流感疫苗能够改善免疫状态、抑制炎症激活及稳定斑块作用一致，同时也与近几年公布的 COLCOT 研究、LoDoCo 系列研究及 CANTOS 研究所关注的冠心病抗炎治疗理念不谋而合。最后，本研究还证实了流感疫苗在严重冠心病患者中的安全性，尤其证实了在 MI 急性期内进行疫苗注射是安全可靠的。

（山西省心血管病医院　王　飞　付　阳）

（四）2021 ESC MASTER DAPT：高出血风险患者 PCI 术后双联抗血小板治疗 1 个月足够

近几年来，双联抗血小板治疗（DAPT）被广泛认可是 PCI 术后患者预防缺血事件的基石，但是对于具有高出血风险的患者，PCI 术后的最佳抗血小板治疗方案一直是临床上争议的热点与焦点。以前的研究表明，如果患者有较高的出血风险，那么延长 DAPT 并不能使他们获得缺血性益处，反而可能增加出血风险。但该结果从未得到过前瞻性研究的证实。MASTER DAPT 研究目的是探讨药物洗脱冠状动脉支架置入后出血风险高的患者 DAPT 的最佳方案。2021 年欧洲心脏病学会 ESC 虚拟大会上展示了 MASTER DAPT 研究的结果：就净不良临床事件和主要不良心脏或脑事件的发生率而言，1 个月的 DAPT 并不低于至少额外 2 个月的持续治疗，这种简化治疗同时也降低了重大出血或临床相关非重大出血的发生率。

MASTER DAPT 是一项大型、多中心、随机试验。患者在置入生物可降解聚合物西罗莫司洗脱冠状动脉支架 1 个月后，随机将出血风险高的患者分配到立即停止 DAPT（简化治疗组）或至少继续 2 个月 DAPT（标准治疗组）。DAPT 包括阿司匹林和 P2Y12 抑制剂。DAPT 的 P2Y12 抑制剂类型的选择及 DAPT 停药后的单药治疗类型均由研究者自行决定。三种主要结局是净临床不良事件（任何原因、心肌梗死、脑卒中或大出血的复合死亡）、主要心脏或脑不良事件（任何原因、心肌梗死或脑卒中的复合死亡）和重大或临床相关非重大出血。对 335 天的累积发病率进行评估。前两种结果在按方案进行的人群中评估非劣效性，第三种结果在有意治疗的人群中评估优越性。

在按方案进行的 4434 例患者中，简化治疗组有 165 例（7.5%）患者发生净不良临床事件，标准治疗组有 172 例（7.7%）患者发生净不良临床事件［差异为 − 0.23 个百分点；95% 置信区间（CI），−1.80 ～ 1.33；$P < 0.001$］。简化治疗组共有 133 例（6.1%）患者和标准治疗组 132 例（5.9%）患者发生了严重的心脏或大脑不良事件（差异为 0.11 个百分点；95% CI，−1.29 ～ 1.51；$P=0.001$）。在打算治疗的 4579 名患者中，简化治疗组有 148 名（6.5%）患者发生重大或临床相关非重大出血，标准治疗组有 211 名（9.4%)患者发生重大或临床相关非重大出血（差异为 − 2.82 个百分点；95% CI：−4.40 ～ −1.24；$P < 0.001$）。

就净不良临床事件和主要不良心脏或脑事件的发生率而言，1 个月的 DAPT 并不低于至少额外 2 个月的持续治疗。此外，简化治疗也降低了重大出血或临床相关非重大出血的发生率。这些发现为高出血风险患者 PCI 术后更早停用 DAPT 提供了有力的证据。

（山西省心血管病医院　郭彦青　王志鑫）

（五）2021 ESC RIPCORD2 研究：与单独血管造影相比在诊断性冠状动脉造影时增加血流储备分数评估并无优势

最初的 200 例 RIPCORD 概念验证研究表明，在胸痛患者的冠状动脉造影信息中加入系统血流储备评估（FFR）数据后，26% 的患者的治疗方案发生了改变。2021 年 8 月 29 日 ESC 虚拟线上会议发布了 RIPCORD2 研究结果，该研究是一个更大的试验，旨在调查 FFR 评估是否可以改善资源利用，结果表明：在冠状动脉造影中加入系统的 FFR 评估并不能降低胸痛诊断患者的成本或改善其生活质量，也不能减少主要的心脏不良事件或血运重建率。

RIPCORD2 是一项随机试验，旨在验证与单独的血管造影相比，在冠状动脉造影时对所有相关冠状动脉进行系统 FFR 评估是否会提供更好的资源利用、生活质量和临床结果。试验对 1100 名心绞痛或非 ST 段抬高心肌梗死的患者进行冠状动脉造影术，平均年龄为 64 岁，75% 为男性。所有参与者至少有一根冠状动脉狭窄 30% 或以上，适合经皮冠状动脉介入（PCI）或冠状动脉旁路移植术（CABG）。除心肌梗死溶栓（TIMI）级血流小于 3 外，对 PCI 或 CABG 足够口径的所有冠状动脉进行 FFR 测量。一年时评估的共同主要结果是（a）总住院费用和（b）生活质量和心绞痛状态。费用包括初次入院和随机化后一年内开始的任何住院事件。包括所有住院、门诊和急诊科就诊，但不包括初级保健或常规药物费用。使用 EuroQol EQ–5D–5L 问卷的视觉模拟量表评估生活质量，使用加拿大心血管学会量表评估心绞痛状态。

预先指定的次要终点包括临床事件（全因死亡、非致命性卒中、非致命性心肌梗死和非计划血运重建）和管理策略（单独的最佳药物治疗、PCI 或 CABG）。

两组在一年期间的总住院费用中位数相似：FFR 加血管造影为 4510 英镑［四分位距（IQR）2721 ～ 7415］，而单独血管造影为 4136 英镑（IQR 2613 ～ 7015）（P=0.137）。两组之间在住院和门诊费用、住院天数或门诊就诊次数方面没有差异。两组在一年内的生活质量和心绞痛状态也没有差异。关于次要终点，两组的死亡、脑卒中、心肌梗死和计划外血运重建的数量相似。在选定的治疗方案中，各组之间也没有显著差异。

RIPCORD2 的结果表明，与血管造影术指导下的单独治疗相比，对所有主要冠状动脉进行系统性 FFR 治疗的策略并没有总体优势。

（山西省心血管病医院　王　飞　吴　彤）

（六）2021 ESC SMART-MI 研究：置入式心脏监控器可更多检出心肌梗死后患者心律失常事件

2021 年 8 月 28 日 ESC 虚拟线上会议发布了 SMART-MI 研究结果：心肌梗死后，置入式心脏监控器（ICMs）对检测心肌梗死后心脏自主神经功能障碍和左心室射血分数中度降低（LVEF 36% ～ 50%）患者严重心律失常敏感，与传统的随访相比，使用 ICMs 进行监护时，严重心律失常事件的检出率几乎高出 6 倍。

SMART-MI 研究是一项随机、开放的前瞻性临床研究，该研究目的是在 LVEF 介于 36% ～ 50% 且伴有心脏自主神经功能障碍的心肌梗死后患者中比较 ICMs 的远程医疗监护与常规随访在早期发现严重心律失常事件方面的优越性。入组标准：①直接 PCI 术后的急性心肌梗死 40 天内的患者；②在心肌梗死 > 48 小时或 CK-MB 正常时查超声心动图提示 LVEF 36% ～ 50%；③窦性心律；④存在心脏自主神经功能障碍：20 分钟心电图检查评估数字生物标志物，如果患者存在心率减速能力（DC）和（或）周期性复极动力（PRD）异常，则认为存在心脏自主神经功能障碍。400 名受试者被随机分成 ICM 置入组与对照组，每天向 ICM 核心实验室或常规随访传送报告。研究主要终点是发现严重心律失常事件（SArE）的时间，包括持续 6 分钟或以上的心房颤动、高度房室传导阻滞、快速非持续性室性心动过速（VT）和持续性 VT/ 心室颤动。次要终点为死亡或主要不良心脑血管事件。平均随访 21 个月，ICM 组 201 例中有 60 例（29.9%）发生 SArE，对照组 199 例中有 12 例（6.0%）发生 SArE［HR=6.3；95% 置信区间（CI）：3.4 ～ 11.8，P < 0.0001］。ICM 组 3 年累计 SArE 检出率为 41.2%，对照组为 10.7%。死亡和心脑血管事件发生率两组患者差异无统计学意义。但对 ICM 组进行 COX 回归分析显示，SArE 组患者不良心血管事件高于无 SArE 组［P < 0.001，HR 6.82（95% CI，2.86 ～ 16.22）］。将 SArE 作为预测不良心血管事件的预测因子，在 ICM 组其阳性预测准确率为 60%，与对照组无差异（P=0.990），而 ICM 组的检测灵敏度为 61%，为对照组（20%）的 3 倍（P=0.007）。

该研究通过 ICMs 远程监测可有效检测到心肌梗死后 LVEF 36% ～ 50% 伴有心脏自主神经功能障碍的患者出现大量亚临床缓慢和快速心律失常事件；ICM 检测到的严重心律失常事件能高效预测心血管并发症，为早期干预提供先机；但基于 ICM 的远程监护能否干预指南建议，仍需要更多的临床试验来进一步证实。

（山西省心血管病医院　安　健　陈泽宇）

（七）2021 ESC STOPDAPT-2 ACS 研究：术后 1 个月的双联抗血小板治疗随后氯吡格雷单药治疗是否可行

在此前 STOPDAPT-2 试验中，接受 PCI 的患者，与 12 个月的 DAPT（阿司匹林和氯吡格雷）相比，为期 1 个月的 DAPT（阿司匹林和氯吡格雷或阿司匹林和普拉格雷）继之以氯吡格雷单药治疗可显著减少心血管（CV）和出血事件（非劣效性 $P < 0.001$；优效性 $P=0.04$）。在该试验中，62% 的患者患有稳定型冠状动脉疾病，38% 患有急性冠脉综合征（acute coronary syndrome，ACS）。2021 年 8 月 30 日，Hirotoshi Watanabe 博士（日本京都大学医学研究生院）在 ESC 会议上报告 STOPDAPT-2 ACS 试验研究结果：STOPDAPT-2 ACS 试验不支持在接受支架置入术的急性冠脉综合征（ACS）患者中使用 1 个月的双重抗血小板治疗（dual antiplatelet therapy，DAPT）。为使用药物洗脱支架的经皮冠状动脉介入治疗（PCI）后 DAPT 的最佳持续时间提供了新的理念。

STOPDAPT-2 ACS 研究是一项前瞻性、多中心、开放标签、随机对照试验。研究人员采用与 STOPDAPT-2 研究相同的方案纳入 ACS 患者。STOPDAPT-2 ACS 研究将比较急性冠脉综合征（ACS）患者在接受钴铬合金依维莫司洗脱支架（CoCr-EES）置入术后，分别采用两种抗栓治疗方案的有效性和安全性，即 1 个月双联抗血小板治疗（DAPT）后进行氯吡格雷单药治疗至 12 个月和标准的 12 个月 DAPT 治疗方案的比较。主要终点为：12 个月时心血管死亡事件、心肌梗死、缺血性或出血性脑卒中、明确的支架内血栓形成（ST）或 TIMI 大 / 小出血的复合终点。

分析了 4136 名患者的结果：1148 名来自 STOPDAPT-2，2988 名来自 STOPDAPT-2 ACS。主要复合终点的累积发生率为 1 个月 DAPT 的 3.20%（65 名患者）与 12 个月 DAPT 的 2.83%（58 名患者）（HR=1.14；95% CI 0.80 ～ 1.62；非劣效性 P=0.06）。主要次要终点：对于 1 个月的 DAPT，尽管主要出血事件减少了，但 CV 事件有增加的趋势。1 个月 DAPT 组 56 名患者（2.76%）和 12 个月 DAPT 组 38 名患者（1.86%）发生主要次要心血管结局（HR=1.50；95% CI 0.99 ～ 2.26）。1 个月 DAPT 的组 11 名患者（0.54%）和接受 12 个月 DAPT 组 24 名患者（1.17%）发生主要继发性出血（HR=0.46；95% CI 0.23 ～ 0.94）。

CoCr-EES 置入术后，采用 1 个月 DAPT 后单用氯吡格雷至 12 个月与标准的 12 个 DAPT 治疗方案相比，试验组的心血管死亡和出血综合事件的发生率显著降低，且缺血事件没有显著增加。研究提示了 DAPT 的持续时间可能会带来不同的优劣结果，但考虑到研究的局限性，还需要在其他人群中进行额外研究。

（山西省心血管病医院　王　飞　付　阳）

（八）2021 ESC：基于转录组的聚类和药物相互作用的基因分析有助于预测药物与动脉粥样硬化组织的相互作用

抗动脉粥样硬化治疗除了对血管壁有益的作用外，还可能对血管组织和动脉粥样硬化斑块产生其他潜在的有害影响。预测这种疗法的有害影响的策略在患者管理中是非常宝贵的。2021 年 8 月 30 日 ESC 虚拟线上会议发布了一项研究结果，该研究使用了一种基于转录组学的新分类，以确定已知药物靶点编码位点的基因表达与动脉粥样硬化斑块之间的关联。

研究对 654 例有症状和无症状患者的颈动脉斑块进行了大量 RNA 测序。一项基于转录组学的无偏倚聚类研究确定了与临床表现密切相关的 5 种不同斑块类型。在这 5 种斑块类型中检测了已知与常用处方的他汀类药物或秋水仙碱相互作用的基因的表达。在 116 个他汀类反应基因中，有 87 个在 5 个斑块簇之间有差异表达。在与严重临床脑和冠状动脉症状密切相关的一组（3 组）中发现了最显著的差异，包括已知与斑块稳定和不稳定有因果关系的基因，如 ABCA-1 和 NOS1（$P < 0.001$）。46 个秋水仙碱相互作用基因中的 34 个在 5 个斑块簇中差异表达。有 10 个不同的微管蛋白基因和炎症基因如 CXCL8 存在差异表达（$P < 0.001$）。第 3 组和第 2 组显示了严重症状的高患病率，此外，两组间的他汀类和秋水仙碱交互作用基因表达差异较大，提示不同症状斑块类型之间的药物反应基因表达存在差异。男性与女性之间无显著差异。

结果表明，斑块特征存在多样性，可以用转录聚类来描述，这种方法可以用来研究特定药物与动脉粥样硬化血管壁之间是否存在相互作用。

（山西省心血管病医院　安　健　陈泽宇）

三、心力衰竭研究进展

（一）2021 ESC DAPA-HF 研究事后分析：达格列净心血管疾病临床获益再添新证据

2021 年 ESC 会议上，James Curtain 教授公布了 DAPA-HF 研究的一项事后分析，证明达格列净可以降低 HFrEF 患者室性心律失常、心搏骤停、猝死的复合终点事件发生率。

2019 年 ESC 会议上 DAPA-HF 研究显示，在标准心力衰竭治疗基础上加用 SGLT2 抑制剂达格列净可降低主要临床终点事件的相对风险 26%（HR=0.74，95% CI 0.65 ～ 0.85，P=000 01）。而过往研究表明 SGLT2 抑制剂还有潜在抗心律失常的作用，可能会降低 HFrEF 患者室性心律失常、心搏骤停、猝死的风险。因此进行了事后分析。

本研究是国际多中心、随机、双盲、安慰剂对照试验。纳入标准：年龄 ≥ 18 岁，心功能 NYHA Ⅱ～Ⅳ级，经药物器械治疗后仍伴 LVEF ≤ 40%、NT-proBNP 升高。排除标准：存在症状性低血压或者收缩压 < 95mmHg，估算 eGFR < 30ml/（min·1.73m^2），1 型糖尿病及其他不可抗或限制预期寿命的因素。主要复合终点是首次发生任何严重室性心律失常、心搏骤停或者猝死。其中严重室性心律失常包括室速、室颤、尖端扭转型室速、室性快速心律失常和室性心律失常。

研究发现，主要复合终点事件组男性比率（83.8% vs. 76.1%，P=0.002）、缺血性心脏病（62.5% vs. 55.9%，P=0.022）、既往室性

心律失常病史（19.0% vs. 10.4%，$P < 0.001$）比率更高；LVEF 值更低（30% vs. 32%，$P < 0.001$）；NT-proBNP 水平更高（未合并心房颤动者：2066 vs. 1238，$P < 0.001$；合并心房颤动者：2134 vs. 1777，$P=0.008$）；心力衰竭持续时间更长（> 5 年：49.5% vs. 38.4%，$P < 0.001$）；肾功能更差 [eGFR < 460ml/（min·173m^2），46.3% vs. 40.2%，$P=0.032$]；QRS 更宽（QRS > 130 毫秒，41% vs. 34%，$P=0.013$）、症状更重（NYHA 分级评估）。同时发现，主要不良复合终点事件组接受 MRA（76.8% vs. 70.6%，$P=0.25$）和 ICD（32.4% vs. 25.7，$P=0.01$）治疗比例更高。主要不良复合终点事件组 β 受体阻滞剂使用率较低（93.7% vs. 96.3%，$P=0.022$）。对可能引起严重室性心律失常、心搏骤停或猝死的因子进行分析发现，较高的 NT-proBNP 与发生主要复合终点事件的风险相关，而基线 LVEF 值与发生主要复合终点事件之间成反比关系。

与安慰剂组相比，达格列净治疗组严重室性心律失常、心搏骤停或猝死的复合终点事件发生率较低（$HR=0.79$，95% CI 0.63 ~ 0.99，$P=0.037$）。此外达格列净组 VT、VF、尖端扭转性心动过速、心搏骤停或猝死的发生率也较低（$HR=0.77$ 95% CI 0.62 ~ 0.97，$P=0.025$）。与安慰剂相比，达格列净组严重室性心律失常发生率较低（$HR=0.76$，95% CI 0.53 ~ 1.10）；室性心动过速、心室颤动或尖端扭转型室速（$HR=0.72$，95% CI 0.49 ~ 1.07）、猝死（$HR=0.81$，95% CI 0.62 ~ 1.07）与主要复合终点的结果一致。在进一步的敏感性分析中发现，剔除非持续性室速后，分析结果与上述结果一致。尽管达格列净治疗组的心搏骤停复苏后数量较多（5 例 vs. 3 例），但总体事件数量较少。

大多数亚组未显示治疗效果的异质性。但有两项结果值得一提。在基线时置入除颤装置（ICD 或 CRT-D）的患者中，102/1242 名（8.2%）出现至少一次室性心律失常。在未置入除颤装置者中，213/3502 名（6.1%）出现了严重的室性心律失常、心搏骤停或猝死。无论是否置入 ICD/CRT-D，达格列净对主要复合终点事件的发生没有影响（$HR=0.99$，95% CI $0.67 \sim 1.45$）。在基线 NT-proBNP 处于或低于中位数的患者中，121/2372（5.1%）发生了主要复合终点事件，基线 NT-proBNP 高于中位数的患者中，共有 194/2370（8.2%）发生了其中一个主要复合终点事件。与安慰剂相比，不同 NT-proBNP 亚组中，达格列净对 NT-proBNP 高于中位数的患者能减少主要复合终点事件的发生［$HR=0.96$（95% CI $0.72 \sim 1.27$）vs $HR=0.58$（95% CI $0.40 \sim 0.84$），$P=0.032$］。当使用 NT-proBNP 作为连续变量建模检验相互作用时，$P=0.056$。

对基线到 8 个月的 NT-proBNP 的变化进行分析，NT-proBNP 的增加与严重室性心律失常、心搏骤停或猝死的高风险相关（NT-proBNP 增加一倍，$HR=1.55$，95% CI $1.33 \sim 1.81$）；而 NT-proBNP 的减少与主要复合终点发生风险降低相关（NT-proBNP 减半，$HR=0.65$，95% CI $0.55 \sim 0.75$）。研究还发现，当严重室性心律失常的发生被建模为随时间变化的协变量时，其与病死率有很强的相关性。对于严重室性心律失常，任何原因导致的后续死亡的未调整 HR 为 2.16（95% CI $1.31 \sim 3.56$，$P=0.002$）。调整后 HR 为 2.09（95% CI $1.26 \sim 3.45$，$P=0.004$）。

本研究提示，在应用常规药物治疗的 HFrEF 患者中，加用达格列净，可降低室性心律失常、心搏骤停、猝死的复合终点事件发生风险，为达格列净的心血管疾病临床获益提供了新的证据。

（山西省心血管病医院　安　健　王　朝）

（二）2021 ESC GUIDE-HF 研究：血流动力学
指导心力衰竭管理明显获益

2014 年 CHAMPION 研究已证实，无线置入式血流动力学监测系统——CardioMEMS HF 可降低 NYHA Ⅲ 级心力衰竭患者 28% 的住院率。2021 年 8 月 27 日，ESC 2021 大会上公布的 GUIDE-HF 研究显示，血流动力学指导对于全射血分数心力衰竭患者的管理是安全的，但并未显著减少死亡和总心力衰竭事件的联合终点。

GUIDE-HF 是一项前瞻性、单盲、随机对照试验，旨在明确使用肺动脉（PA）压力进行血流动力学引导的心力衰竭管理是否可降低心力衰竭住院率和全因死亡的复合终点事件，研究纳入 1000 名 NYHA Ⅱ～Ⅳ 级心力衰竭患者，这些患者还包括了既往因心力衰竭住院或仅有 BNP 升高但无心力衰竭住院史的患者。

研究纳入了 1000 名 NYHA Ⅱ～Ⅳ 级心力衰竭患者，患者均置入 CardioMEMS HF。在 1000 名成功置入的患者中，296 例（30%）为 NYHA Ⅱ 级，650 例（65%）为 NYHA Ⅲ 级，54 例（5%）为 NYHA Ⅳ 级。患者被随机分配到基于肺动脉压的血流动力学指导心力衰竭治疗组或常规护理对照组。497 人被分配到治疗组，治疗组根据每日上传的肺动脉压力调整利尿剂和其他药物的剂量。其余 503 名被分配到对照组。研究主要终点是累积心力衰竭住院率、急性心力衰竭就诊次数和病死率的综合结果。在 11.7 个月的中位随访期间，治疗组和对照组分别发生了 253 起和 289 起主要终点事件，治疗组减少了 12%，但没有达到统计学意义 [HR=0.88; 95% 可信区间（ CI ）: 0.74～1.05; P=0.16]。然而，值得注意的是，对截至 2020 年 3 月 13 日的数据进行的预先指定的 PreCOVID-19 分析显示，治疗组的主要终点事件显著减少了 19%（*HR*=0.81；*CI* 0.66 ～ 1.00；*P*=0.0489）。

GUIDE-HF 研究扩大了支持慢性心力衰竭患者血流动力学指导管理的证据，并表明可能适用更广泛的患者，但能否改善患者预后这一问题，还需要更多的研究数据。

（山西省心血管病医院　安　健　陈泽宇）

（三）2021 ESC EMPEROR 研究：恩格列净增加射血分数保留的心力衰竭患者临床获益

在最近的一项试验中，索他利嗪（一种 SGLT1 和 SGLT2 联合抑制剂）改善了射血分数降低和射血分数保留的患者发生失代偿性心力衰竭后的临床结局。2021 年 8 月 27 日，ESC 2021 大会正式公布了 EMPEROR-Preserved 研究结果：SGLT2 抑制剂恩格列净组的主要终点事件显著减少，表现为心血管疾病死亡和心力衰竭住院率的减少。这是射血分数保留的慢性心力衰竭患者（HfpEF）主要随机药物试验中显著获益的临床结果。

EMPEROR-Preserved 是一项随机、平行、双盲、安慰剂对照 3 期临床试验，在 23 个国家筛选了 11 585 例 LVEF ＞ 40% 射血分数保留的慢性心力衰竭（HFpEF）患者，最终纳入 LVEF ＞ 40% 的 5988 例有症状的 HfpEF 受试者，研究还要求入组受试者：既往无 LVEF ＜ 40% 的病史，既往有因心力衰竭住院治疗的病史。11% 的受试者来自亚洲。中国研究者全程参与了该项研究。

该试验纳入 5988 名 LVEF ＞ 40% 的心力衰竭患者；82% 患者纽约心脏病协会分级（NYHA）为 Ⅱ 级心力衰竭。患者被随机分成两组，一组每天服用 10mg 的达格列净，另一组服用安慰剂，并对其进行了中位数为 26.2 个月的随访。主要终点事件是心血管死亡或因心力衰竭加重而住院。恩格列净组心血管死亡或因心力衰竭恶化住院的风险低于安慰剂组（$HR=0.79$；95% CI 0.69 ～ 0.90；$P < 0.001$）。这一效应主要与恩格列净组心力衰竭住院风险较低相关。恩格列净组心力衰竭住院的总数（首次和再次住院）少于安慰剂组（$HR=0.73$；95% CI 0.61 ～ 0.88；$P < 0.001$）。恩格列净组心血管原因死亡风险降低了9%（$HR=0.91$；95% CI 0.76 ～ 1.09），各组之间的全因死亡没有差异（$HR=1$；95% CI 0.87 ～ 1.15）。恩格列净的作用在伴或不伴糖尿病的患者中是一致的，并且在由 LVEF 和性别定义的亚组中也是一致的。

在讨论中有专家表示，SGLT2 抑制剂恩格列净在 EMPEROR-Preserved 试验中实现了其他任何药物既往无法做到的事情：明确地降低了 HFpEF 患者的心血管死亡或住院发生率，这是心血管医学的重大突破和心力衰竭患者的新希望。HFpEF 长期以来是治疗上最具挑战性的心力衰竭。结合 EMPEROR-Reduced 针对射血分数降低的心力衰竭临床试验结果，这些研究证实了恩格列净可使各种类型心力衰竭患者（无论患者射血分数如何）获益。

（山西省心血管病医院　安　健　陈泽宇）

（四）2021 ESC：人工智能方法有助于识别对 β 受体阻滞剂治疗有反应的心力衰竭患者

尽管治疗方法有所进步，但心力衰竭和左室射血分数（LVEF）降低患者的病死率仍然高得令人无法接受。2021 年 8 月 30 日

ESC 虚拟线上会议发布了一项研究结果：人工智能方法可以考虑每个患者不同的潜在健康状况，以及这些状况的相互作用，以隔离对 β 受体阻滞剂治疗的反应。该研究对患者根据健康状况制订个体化治疗具有重要意义。

该研究旨在证明新型人工智能算法在心力衰竭治疗谱及其他心血管和非心血管疾病治疗谱中具有明显的潜力。研究方法基于神经网络的变异自动编码器和分层聚类。数据来源于 9 项双盲、随机、安慰剂对照的 β 受体阻滞剂试验的个体患者汇总数据，其患者患有心力衰竭和左心室射血分数降低（心脏主泵室功能低下）。通过意向治疗评估随访中位 1.3 年的全因死亡，并通过心电图心率进行分层。聚类和维度的数量是客观确定的，结果使用留一法进行验证。研究共纳入了 15 659 名患者，中位年龄 65 岁（IQR 56 ～ 72），左室射血分数 27%（IQR 21 ～ 33）。3708 名（24%）患者为女性。在窦性心律患者（n=12 822）中，大多数聚类显示出一致的结果：总体病死率受益于 β 受体阻滞剂，优势比（OR）在 0.54 ～ 0.74。一组症状较轻的老年患者窦性心律无显著疗效（OR= 0.86，95% 可信区间：0.67 ～ 1.10；P=0.22）。在心房颤动患者（n=2837）中，5 组中有 4 组显示 β 受体阻滞剂与安慰剂的总体中性效应一致（OR=0.92，0.77 ～ 1.10；P=0.37）。一组病死率风险较低但 LVEF 与平均水平相似的年轻心房颤动患者，使用 β 受体阻滞剂后病死率有统计学意义的降低（OR=0.57，0.35 ～ 0.93；P=0.023）。所有模型均证实了聚类的稳健性和一致性（与随机模型相比 $P < 0.0001$），并且在 9 个独立试验中对聚类成员进行了外部验证。

研究人员表示，开发这些新的人工智能方法对于改善我们对患者的管理至关重要；未来，这些研究可能有助于制订针对每位患者的个性化治疗及医疗政策，从而改善心力衰竭患者的治疗和结果。

（山西省心血管病医院　安　健　陈泽宇）

四、心律失常研究进展

（一）2021 ESC Amulet IDE 试验：非瓣膜性心房颤动患者 Amulet 封堵器安全有效性

非瓣膜性心房颤动（nonvalvular atrial fibrillation，NVAF）患者缺血性卒中风险增加，原因是左心耳血流停滞，促进局部血栓形成。口服抗凝血药（oral anticoagulants，OAC）在预防血栓栓塞方面是有效的，但是具有依从性差、需要长期治疗、存在出血风险和药物间相互作用等缺点。经皮左心耳封堵（percutaneous left atrial appendage occlusion，LAAO）可预防血栓栓塞事件。目前，临床上可供选择的经皮左心耳封堵器械主要包括塞式和盖式两大类。其中，塞式封堵器的代表是美国波士顿科学公司的 Watchman 封堵器，于 2013 年经美国食品药品监督管理局（FDA）批准用于临床，改良后的二代产品 Watchman FLX 也于 2020 年 7 月获得 FDA 审批。与之相比，Amulet 封堵器是雅培公司改良研发的新一代盖式封堵器，2021 年 8 月 16 日获得 FDA 批准，其关键证据正是来自 Amulet IDE 研究。在早期临床应用经验的基础上，Amulet IDE 研究拟通过与 Watchman 封堵器的头对头比较，评价 Amulet 封堵器在预防房颤卒中方面的安全性和有效性。2021 年 8 月 30 日，ESC 大会上公布了 Amulet IDE 试验的结果：Amulet 封堵器在安全性和有效性方面不劣于 Watchman 封堵器，甚至在左心耳封堵方面优于 Watchman 封堵器。

Amulet IDE 试验是一项前瞻性、多中心、开放标签、随机对照研究，其目的是评估 Amulet™封堵器的安全性和有效性。该研究入选 2016 年 9 月至 2019 年 3 月，共 108 个中心的 1878 名患者，其中 1598 名患者来自美国的 78 个中心，其余 280 名患者来自美国以外的 30 个医疗中心。主要入选标准：18 岁以上，NVAF，高卒中或体循环栓塞风险（CHADS 2 评分＞2 分或 CHA 2 DS 2 - VASc 评分≥3 分），以及不能长期口服抗凝血药。入选患者按 1∶1 比例随机接受 Amulet 封堵器或 Watchman 封堵器治疗。手术均在 X 线和经食管超声的指导下进行。术后随访安排：45 天、3 个月（电话随访）、6 个月、9 个月（电话随访）、12 个月、18 个月和 24 个月，以后每年电话随访，直到第 5 年。置入 Amulet 封堵器患者服用阿司匹林 + 氯吡格雷或阿司匹林 + 口服抗凝血药，置入 Watchman 封堵器患者则接受华法林和阿司匹林治疗；随访 45 天时，经食管超声证实封堵器周围残余分流 ≤ 5mm 者，停止口服抗凝血药；然后继续服用阿司匹林和氯吡格雷，直到随访 6 个月，停止氯吡格雷，阿司匹林则继续长期服用。研究共有 3 个主要终点，分别用于评价 Amulet 封堵器的安全性、有效性和封堵机制。主要安全性终点：12 个月内由手术相关并发症、全因死亡或大出血组成的复合终点。主要有效性终点：18 个月内缺血性卒中或体循环栓塞事件。主要器械操作终点：随访 45 天时经食管超声检测封堵器周围残余分流 ≤ 5mm，即封堵器闭合率。次要终点：术后 18 个月内所有脑卒中、体循环栓塞或心血管 / 不明原因死亡的复合终点；术后 18 个月内大出血事件（BARC 定义为 3 型或以上）。

　　Amulet IDE 研究共入组 1878 例患者，最终实际根据随机结果接受封堵治疗的患者共 1831 例，其中 Amulet 组 915 例，Watchman 组 916 例。患者平均年龄为 75 岁，60% 是男性。两组术后 45 天的随访率分别达 98.7% 和 98.5%，术后 18 个月随访率也均在 90% 以上。术后抗栓治疗策略方面，Amulet 组抗血小板或未用抗栓治疗的患者比例高达 78.9%，抗凝患者仅占 21.1%；而绝大多数（95.8%）的 Watchman 组患者均接受了抗凝治疗，抗血小板或未用抗栓药物的患者仅占 4.2%。主要安全性终点：Amulet 组终点事件发生率与 Watchman 组相似（14.5% vs. 14.7%，HR=0.14；95% CI 3.42 ～ 3.13；非劣效 $P < 0.001$）。主要有效性终点：Amulet 组终点事件发生率与 Watchman 组相似（2.8% vs. 2.8%；HR=0.00；95% CI –1.55 ～ 1.55；非劣效 $P < 0.001$）。封堵器闭合率：Amulet 组残余分流 < 5mm 者比例高于 Watchman 组（98.9% vs. 96.8%；HR=2.03；95% CI 0.41 ～ 3.66；非劣效 $P < 0.001$，优效性 $P < 0.003$）。次要终点：Amulet 组与 Watchman 组相比，在手术相关并发症、全因死亡或 12 个月大出血的主要复合终点方面达到非劣效性（14.5% vs. 14.7%；P=0.0002）。

Amulet IDE 研究是一项全球范围的前瞻性、多中心、随机对照研究，通过与 Watchman 封堵器的头对头比较，评价 Amulet 封堵器在房颤卒中预防方面的安全性和有效性。结果显示，Amulet 封堵器在安全性和有效性方面不劣于 Watchman 封堵器，甚至在左心耳封堵方面优于 Watchman 封堵器，提示 Amulet 封堵器在房颤患者卒中预防中安全有效，且术后多数患者可无须抗凝治疗。在应用 Amulet 封堵器时，手术相关并发症发生率更高，但随着操作经验的增加而降低。

（山西省心血管病医院　王　飞　付　阳）

（二）2021 ESC APAF-CRT 研究："消融 + CRT" 策略可显著提高心房颤动患者生存率

APAF-CRT 第一阶段试验表明，对于永久性房颤伴窄 QRS 波患者，严格和有规律的房室连接消融和双心室起搏器（消融 + CRT）在减少 HF 住院率方面优于药物控制。然而，它是否也能提高存活率还不得而知。2021 年 8 月 28 日 ESC 虚拟线上会议发布了 APAF-CRT 试验第二阶段试验结果：无论基线左室射血分数（LVEF）多少，在降低因心力衰竭住院的永久性房颤和狭窄 QRS 患者的病死率方面，消融 + CRT 优于药物治疗。

APAF-CRT 试验是一项多中心、全球性、前瞻性、随机化、平行、开放、盲法的两阶段试验，研究对象为 QRS ≤ 110 毫秒且在前一年至少有一次心力衰竭（HF）相关住院治疗的严重症状性永久性房颤（＞6 个月）患者。该研究从 2014 年 10 月到 2020 年 12 月在 11 家欧洲医院进行。共纳入 140 名患者，最终入组 133 人。患者被随机分为消融 + CRT 或药物治疗组（1：1）。平均年龄为（73±10）岁，女性 62 人（47%）。中位随访时间为 29 个月，最长随访时间 4 年。该研究的主要终点是任何原因导致的死亡。

消融 + CRT 治疗的全因死亡风险（7 例，11%）比药物治疗（20 例，29%）降低了 74%［风险比（HR）=0.26；95% 置信区间（CI）：0.10 ~ 0.65；P=0.004］。2 年消融 + CRT 的估计病死率为 5%，药物管理的估计病死率为 21%；4 年消融 + CRT 的估计死亡率为 14%，药物管理的估计病死率为 41%。4 年的相对和绝对风险降低分别为 74% 和 27%。LVEF ≤ 35% 和 ＞35% 的患者中，消融 + CRT 对全因死亡的获益相似，生存率均显著增加（HR 分别为 0.27

和 0.34）。在消融 + CRT 组中，综合全因死亡或 HF 住院的次要终点显著降低 [18（29%）vs. 36（51%）；*HR*=0.40，95% *CI*：0.22 ～ 0.73；*P*=0.002]。

APAF-CRT 试验显示，对于 LVEF 范围内 QRS 较窄的永久性房颤患者，"起搏 - 消融"策略显著提高生存率。该试验的结果支持消融加 CRT 作为永久性房颤、狭窄 QRS 和以前因心力衰竭住院的患者的一线治疗。

（山西省心血管病医院　郭彦青　王志鑫）

（三）2021 ESC DECAAF Ⅱ试验：MRI 引导下心房颤动消融术是否优于传统肺静脉隔离术

2021 年 8 月 ESC 会议公布了 DECAAF Ⅱ试验结果，MRI 引导下房颤消融术在降低复发风险方面，并不优于传统肺静脉隔离术（PVI）。但是在低水平纤维化（低于 20%）的房颤患者中，消融时更多的纤维化覆盖或包围可能有助于改善消融效果，降低复发率。

本研究是一项针对持续房颤患者的前瞻性、随机、多中心试验，共纳入全球 44 个中心、843 例持续性 AF 患者，并随机分配为 MRI 引导下 PVI 组（干预组）与单纯 PVI 组（对照组），在基线及 3 个月后行延迟强化 MRI，主要临床终点是消融 3 个月后房性心律失常复发（包括房性心动过速、心房扑动、心房颤动）。中位随访时间 12 个月。

受试者的平均年龄为 62.1 岁，其中男性 78.8%。基线时的心房纤维化程度，98 例受试者（11.6%）为Ⅰ期受试者（小于左心房壁总容积的 10%），395 例（46.9%）为Ⅱ期（10% ～ 20%），

281 例（33.3%）为Ⅲ期（20%～30%），69 例（8.2%）为Ⅳ期（超过 30%）。

结果显示，在总研究人群中，43% 干预组患者（175 例）和 46.1% 对照组患者（188 例）出现房性心律失常复发（$HR=0.95$，95% $CI\ 0.77～1.17$，$P=0.63$），两组间无明显统计学差异。在亚组分析中发现，干预组靶向纤维化的 HR 为 0.839（95% $CI\ 0.732～0.961$；$P < 0.05$），覆盖纤维化的 HR 为 0.841（95% $CI\ 0.732～0.968$；$P < 0.05$），干预组基线为纤维化Ⅰ期或Ⅱ期的房颤患者，房性心律失常复发率较对照组有减小的趋势。而在基线Ⅲ期、Ⅳ期纤维化房颤患者中，MRI 引导下 PVI 消融术无获益。此外研究发现干预组的并发症发生率（包括消融后卒中）较高，但主要发生在基线纤维化水平较高的患者。

DECAAF Ⅱ试验表明，在纤维化程度高的房颤患者中，MRI 引导下的 PVI 术与传统 PVI 相比并无明显优势，然而对早期纤维化房颤患者而言，其可能是不错的选择。

（山西省心血管病医院　安　健　王　朝）

（四）2021 ESC EAST-AFNET 4 试验：无症状心房颤动患者早期、系统的节律控制可获益

2021 年 8 月 ESC 会议上公布了 EAST-AFNET 4 试验结果，与症状导向的节律控制相比，早期、系统的节律控制可改善临床终点。

目前心房颤动指南推荐对所有房颤患者同时进行抗凝和相关心血管病并发症治疗，而节律控制则仅限于有症状的患者。早期、系统的节律控制治疗的临床益处是否存在于无症状心房颤动

患者中仍有待检验。EAST-AFNET 4 试验是一项国际性、由研究者发起、平行组、开放式、盲法结果评估（PROBE）试验，该试验随机分配了入组前 1 年内确诊为房颤并有心血管并发症的患者。本次分析是在统计分析计划中预先指定，并在 EAST-AFNET 4 试验的最终锁定数据库中进行的，共纳入 2633 名患者。根据基线时的 EHRA 评分将患者分为无症状和有症状患者（无症状 = EHRA I；有症状 =EHRA Ⅱ～Ⅳ）。主要临床终点是指心血管死亡、脑卒中、急性冠脉综合征或因心力衰竭恶化住院的复合终点；次要临床终点是指每年的住院天；关键的次要包括节律、症状变化、左心室功能、生活质量。

对基线数据分析，无症状患者共 801 人（30.4%），平均年龄 71.3 岁，平均 CHA 2 DS 2 -VASc 评分 3.4，其中心力衰竭患者 169 人（21.1%），与有症状患者相比无明显差异。无症状患者与有症患者接受早期节律控制无明显差异（19% vs. 19.3%，P= 0.672，接受抗凝治疗无明显差异（90.3% vs. 90.3%，P=0.11），接受其他心血管疾病相关治疗无明显差异。在无症状患者中，接受早期节律控制和常规治疗的主要临床终点事件发生风险是 79/395 vs. 97/406（HR=0.76，95% CI 0.6 1.03），与总体人群和有症状患者无明显差异（P=0.848）。无症状、轻度、中度、重度症状患者每年住院天数无明显差异。此外，在无症状患者中，早期节律控制组患者与常规治疗组患者每年住院天数（5.5 ± 17.9 vs. 6.1 ± 19.2）无明显差异。随访 24 个月时，早期节律控制组有 255/323（78.9%）例患者为窦性心律，而常规治疗组为 170/325（52.3%）（P < 0.001），与有症状患者的结果相似。在 24 个月的随访中，症状状态变化与随机分组之间没有明显差异（P=0.19）。

EAST-AFNET 4 试验结果表明，无论是否伴随症状，对于合并心血管并发症的房颤患者，早期、系统的节律控制可使其临床获益。

（山西省心血管病医院　安　健　王　朝）

（五）2021 ESC ACTIVE-AF 研究：有氧运动可以降低心房颤动的频率和严重程度

2021 年 8 月 28 日 ESC 虚拟线上会议发布了 ACTIVE-AF 研究的结果：与常规护理相比，心房颤动患者通过 6 个月的有监督和无监督适度运动计划获得了显著的益处。

一项观察性研究发现，在 5 年随访中心肺健康状况改善的患者房颤复发的可能性明显降低。一项随机对照试验表明，与常规护理相比，12 周的有氧间歇训练减少了心房颤动的时间。ACTIVE-AF 研究是一项更大规模、更长时间的随机对照试验，旨在研究运动在房颤中的价值。该研究包括短期心房颤动发作（阵发性心房颤动）或需要干预以恢复正常节律的较长发作（持续性心房颤动）患者，排除了无法恢复正常心律（永久性房颤）的患者。

试验评估了为期 6 个月的运动计划，包括运动监督和家庭有氧运动对心房颤动复发和症状严重程度的影响。研究纳入了 120 名患者，平均年龄 65 岁，其中 43% 是女性。治疗组的患者接受心脏病诊所运动生理学家的个体锻炼计划，每周 1 次，持续 3 个月，并在接下来的 3 个月里每隔一周进行一次锻炼，制订身体活动计划，其余几天在家里进行，目标是每周进行 3.5 小时的身体活动。常规护理组的患者给予运动建议，但未进行积极干预。所有患者都接受了常规医疗护理。研究的主要终点是心房颤动症状严重程度评分和 12 个月时房颤复发患者的百分比。在 12 个月时，运动组房颤复发率明显低于对照组（60% vs. 80%；*HR* 0.50；95% *CI*，0.33 ～ 0.78；*P*=0.002）。

美国心脏协会（AHA）学者 Mina K.Chung 认为，应该鼓励房颤患者进行定期适度运动，以帮助预防房颤，减轻房颤负担，并改善与房颤相关的症状和生活质量。建议鼓励房颤患者至少以 AHA 的普通人群体力活动指南为目标，Adrian Elliott 博士（澳大利亚阿德莱德大学）表示在 120 名 ACTIVE-AF 试验的 AF 患者中，随机分配到运动组的患者在一年内 AF 复发率和严重症状明显降低，这项试验证明了一些患者可以通过体力活动来控制心律失常，而不需要消融或药物治疗等复杂的干预措施来保持正常的心律失常。

（山西省心血管病医院　安　健　陈泽宇）

（六）2021 ESC PULSE-AI 研究：机器学习预测算法识别未确诊房颤的高危患者

由于房颤（AF）具有间歇性的特点，导致很多病例无法被准确检出。研究人员利用机器学习技术，从英国 2 994 837 名患者的数据集开发了一种 AF 风险预测算法，发现该算法在识别 AF 风险患者方面比现有模型更有效。然而，在现实生活中，这种风险预测算法在识别未诊断的房颤方面是否准确尚不得而知。2021 年 8 月 28 日 ESC 虚拟线上会议发布了 PULSE-AI 试验结果：风险预测算法可能是一种有价值的工具，可用于初级保健环境中，以识别未诊断房颤的高风险患者。

PULSE-AI 是一项随机试验，该试验旨在评估机器学习房颤风险预测算法与诊断测试的现实能力。该试验合格参与者（年龄 ≥ 30 岁，没有房颤诊断）被随机分配到干预组和对照组。被确定为房颤最高风险（算法风险分数 ≥ 7.4%）的干预组参与者被邀请进行 12 导联心电图（ECG）检查，然后使用 KardiaMobile 设备进行为期 2 周的家庭 ECG 监测。对照组参与者接受常规管理。主要终点是在试验过程中，被算法判定为房颤高风险的参与者的心房颤动、心房扑动和快速房性心动过速诊断的合并数量。使用 Logistic 回归分析比较各组的诊断数量，并根据基线特征进行调整。试验随机抽取来自 6 个普通诊所的 23 745 名参与者。在干预组的 906 名高风险患者中，255 名（28.1%）同意进行诊断性检测。干预组和对照组中分别有 5.63% 和 4.93% 的参与者诊断为房颤或相关心律失常 [OR=1.15；95% 可信区间（CI）：0.77 ~ 1.73；P=0.486]。与对照组的高危参与者（分别为 9.41% 和 4.93%）相比，去诊所接受诊断测试的患者被诊断为房颤或相关心律失常的患者数量是对照组的 2 倍（OR=2.23；95% CI：1.31 ~ 3.73；P=0.003）。

研究结果表明风险预测算法可能是一种有价值的工具，可用于初级保健中以识别未诊断的房颤高风险患者，使其从中获益。因此，有必要进一步评估干预的成本效益。

（山西省心血管病医院　安　健　陈泽宇）

（七）2021 ESC LOOP 研究：不是所有的心房颤动都值得筛查，也不是所有筛查出的心房颤动都值得抗凝治疗

目前尚不清楚是否筛查房颤并在发现房颤后进行抗凝治

疗能预防脑卒中。2021 年 8 月 29 日 ESC 虚拟线上会议发布了 LOOP 试验的结果：对于有脑卒中危险因素的个体，使用置入式心电监测仪筛查（ILR）使房颤的检测和抗凝治疗启动增加了 3 倍，但是卒中或全身动脉栓塞的风险没有显著降低。

LOOP 研究是一项由研究者主导的、非盲法的、随机对照试验研究。纳入标准为年龄在 70 ~ 90 岁，没有房颤病史，至少有 1 个额外的脑卒中风险因素（如高血压、糖尿病、既往脑卒中或心力衰竭）的患者。通过在线系统，参与者以 1：3 的比例被随机分配到 ILR 监测或常规护理（对照）中。根据研究方案，接受置入式心电监测的患者如果发现心房颤动发作持续 6 分钟或更长时间，建议使用抗凝药物。标准治疗组的患者每年与护士进行一次电话咨询。主要结果是脑卒中或全身动脉栓塞的复合终点。次要研究结果包括缺血性脑卒中、短暂性脑缺血发作或全身动脉栓塞的联合终点，脑卒中、全身动脉栓塞或心血管死亡、心血管死亡和全因死亡的联合终点。2014 年 1 月 31 日至 2016 年 5 月 17 日，总计 6004 名患者入组。其中，监护组 1501 例，标准治疗组 4503 例。整个研究队列的平均年龄为（74.7±4.1）岁，47.3% 为女性，中位随访时间为 64.5 个月（IQR，59.3 ~ 69.8）。监测的平均时间为 39.3 个月，并且没有患者研究失访。随访期间，31.8%（n=477）的患者被诊断为心房颤动，12.2%（n=550）的患者被随机分为标准治疗组［HR=3.17（95% CI，2.81 ~ 3.59）；P < 0.0001］。持续监测组 29.7%（n=445）口服抗凝治疗，标准治疗组 13.1%（n=591）口服抗凝治疗［HR=2.72（95% CI，2.41 ~ 3.08）；P < 0.001］。结果显示：318 例患者发生了一次性预后事件，持续监测组发生率为 4.5%（n=67），标准治疗组发生率为 5.6%（n=251）［HR=0.80（95% CI，0.61 ~ 1.05）；P=0.11］。进一

步分析显示，监测组心血管死亡发生率为 2.9%（n=43），而标准治疗组为 3.5%（n=157）［HR=0.83（95% CI，0.59～1.16）；P=0.27］。监测组 11.2%（n=168）死于各种原因，标准治疗组 11.3%（n=507）死于各种原因［HR=1.00（95% CI，0.84～1.19）；P=1.00］。安全性分析显示，监测组发生大出血 4.3%，标准治疗组发生大出血 3.5%［HR=1.26（95% CI，0.95～1.69）；P=0.11］。

这项研究的结果发现，在高危患者中，那些接受心电图监测的患者心房颤动的检出率和抗凝率增加，脑卒中风险降低了 20%，但并不显著，并且心血管疾病病死率却没有相应的下降。这些发现可能意味着不是所有的心房颤动都值得筛查，也不是所有筛查出的心房颤动都值得抗凝治疗。

（山西省心血管病医院　王　飞　王　静）

五、高脂血症研究进展

2021 ESC NATURE PCSK9 试验：PCSK9 siRNA 疫苗降低 LDL 水平及冠状动脉事件罹患风险

2021 年 8 月 ESC 会议公布了 NATURE PCSK9 试验的结果：采用疫苗样策略每年一剂 PCSK9 siRNA，可显著降低低密度脂蛋白胆固醇水平，降低心血管事件罹患风险。

既往研究发现在 PCSK9 基因突变而导致 LDL 降低的个体中，心血管事件风险显著降低。而 PCSK9 siRNA 已被证明可降低 34% 的 LDL 水平，因此推测其可能降低心血管事件罹患风险。据此设计了一个自然随机"目标型"试验验证此推测。本试验共纳入 445 765 名 30 岁之前未患动脉粥样硬化性心血管疾病、糖尿病、癌症的受试者，从 30 岁、40 岁、50 岁或 60 岁开始，使用 siRNA 技术致 PCSK9 基因沉默，从而导致 LDL 水平降低的因果效应来评估，低 LDL 水平导致的主要冠状动脉事件（80 岁前）罹患风险降低的效应，以预测临床结局，评估 PCSK9 siRNA 疫苗样策略的临床效益和最佳时机。主要临床终点是首次发生冠状动脉事件（致命或非致命心肌梗死或冠状动脉血运重建）的年龄。次要临床终点是主要心血管事件（主要冠状动脉事件或缺血性卒中）首次发生的年龄。

基线 LDL 水平为 3.5mmol/L（136mg/dl），其中 23 032 名受试者在 80 岁前发生了首次重大冠状动脉事件。据估计，与常规治疗相比，siRNA 介导的 PCSK9 基因沉默可导致 LDL 持续减少

34%，并导致主要冠状动脉事件的罹患风险大幅度降低。当从 30 岁开始降低 LDL 时，*HR* 为 0.48；当从 40 岁开始降低 LDL 时，*HR* 为 0.54；当从 50 岁开始降低 LDL 时，*HR* 为 0.63；当从 60 岁开始降低 LDL 时，*HR* 为 0.73。随着治疗时间的延长，主要心血管事件和复合结果的各个组成部分的风险逐年降低。同时 2 型糖尿病或癌症的罹患风险并不明显增加。

综上所述，PCSK9 siRNA 疫苗样策略可以通过介导 *PCSK9* 基因沉默显著减少 LDL 水平，降低心血管事件的罹患风险。*PCSK9* siRNA 治疗启动越早，效果越好。

（山西省心血管病医院　安　健　王　朝）

六、风险评估研究进展

（一）2021 ESC：中年人适量咖啡摄入可降低脑卒中和致命性心脏病风险

2021 年 ESC 虚拟大会电子海报会议前的新闻发布会上介绍了一项大型观察性研究，结果显示：对于没有心脏病的中年人，每天喝 3 杯咖啡可降低未来 10 年脑卒中或死亡的风险，同时心脏结构和功能也更好。

这项研究旨在调查咖啡摄入量与心肌梗死、脑卒中、死亡及心脏结构之间的关系，研究人员检索了来自英国生物库的数据，该数据库在 2006—2010 年从英国各地招募了 50 万年龄在 40～69 岁的人。本研究筛选了 468 629 名没有心脏病迹象的参与者，平均年龄为 56 岁，其中 56% 是女性。研究人员根据参与者日常咖啡的摄入量将其分为三组：①不摄入咖啡组，占比 22.1%；②轻度至中度咖啡摄入组，每天 0.5～3 杯，占比 58.4%；③重度或大量咖啡摄入组，每天 3 杯以上，占比 19.5%。在校正性别、重量、高度、吸烟状态、身体活动、高血压、糖尿病、胆固醇水平、社会经济地位，以及通常摄入的酒精、肉、茶、水果和蔬菜等相关因素后，结果表明与不摄入咖啡组相比，轻度至中度咖啡摄入组全因死亡风险降低 21%［风险比（HR=0.88）；$P < 0.001$］，心血管疾病死亡风险降低 17%（HR=0.83；P=0.006）及脑卒中风险降低 21%（HR=0.79；P=0.037）相关。在这一人群中，咖啡饮用者主要饮用速

溶咖啡（55%），其次是过滤/研磨咖啡（23%），脱咖啡因咖啡（20%），或其他类型的咖啡（2%）。不同种类的咖啡摄入对心肌梗死或心力衰竭的风险没有显著差异。为了分析这些关系背后的潜在机制，研究人员分析了在 11 年的中位随访期间，参与者每日的咖啡摄入与其心脏结构和功能之间的关联；为此，他们使用了 30 650 名接受心脏磁共振成像的参与者的数据。研究发现，与不摄入咖啡组相比，轻度到中度和高摄入咖啡组左、右心室收缩末和舒张末体积显著增加，左心室质量也更大（$P < 0.001$）。

该研究探讨未确诊为心脏病的人群定期饮用咖啡对心血管的影响，是该领域规模最大的研究。研究结果表明，定期饮用咖啡是安全的，在 10～15 年的随访后，即使每天大量饮用咖啡，也与不良心血管结果和全因死亡无关。成像分析显示，与不经常喝咖啡的参与者相比，每天喝咖啡的人拥有更健康、功能更好的心脏。然而，这项研究是观察性研究，因此不能显示因果关系，需要进一步的研究来解释潜在的机制。

（山西省心血管病医院　宋晓健　常文娟）

（二）2021 ESC：肉类中的饱和脂肪酸增加心血管风险

2021 年 ESC 虚拟线上会议公布了一项关于不同饮食来源的饱和脂肪酸（SFA）和心血管疾病风险之间联系的研究，结果表明：从肉类中摄入饱和脂肪酸的人可能会增加心血管疾病的风险，而那些依赖乳制品或转而食用谷物、水果和蔬菜的人心血管疾病的风险降低。

研究对象来自英国生物库中 114 285 名参与者，这些参与者至少完成了两次 24 小时饮食评估，在最近一次评估时没有心血管疾病。在 8.5 年的中位随访中，总共有 4365 例心血管疾病患者，包括 3394 例缺血性心脏病和 1041 例脑卒中患者。

通过生活方式和心血管危险因素的多变量 Cox 回归分析表明，SFA 摄入量与心血管疾病风险之间没有关联，但肉类 SFA 的能量消耗每增加 5%，总心血管疾病风险就增加 19%（$P=0.006$），缺血性心脏病风险则增加 21%（$P=0.010$）。对身体质量指数（BMI）进行调整后，肉类 SFA 的能量消耗每增加 5%，总心血管疾病风险和缺血性心脏病风险分别降至 11% 和 12%，但均无统计学意义。相比之下，从乳制品中摄入 SFA 似乎可以降低缺血性心脏病的风险，每增加 5% 的摄入量，就会降低 11%（$P=0.003$）。调整了 BMI 后，风险降低 9%。从加工食品中摄取的 SFA 与总心血管疾病、缺血性心脏病或脑卒中之间没有关联。用其他来源的能量替代肉类摄入似乎可以降低心血管疾病的风险：用谷物或水果和蔬菜代替从肉类 SFA 摄入的能量，可降低 14% 的脑卒中风险。调整了 BMI 和低密度脂蛋白胆固醇水平后，这种影响仍然存在，全谷物和水果蔬菜中摄入每 5%SFA，脑卒中的风险分别降低了 13%（$P=0.006$）和 14%（$P=0.003$）。

研究结果提示 SFA 与心血管疾病的关联因食物来源不同而不同，该研究强调了 SFA 来源的重要性。除此之外，研究还发现 BMI 可以解释从肉类中摄入 SFA 和心血管结果之间的很大一部分关联，表明肥胖可能是关联中潜在的介质。

（山西省心血管病医院　郭彦青　王志鑫）

（三）2021 ESC SsaSS 研究：使用盐替代品可减少心血管事件和死亡风险

钠含量降低和钾含量升高的盐替代品已被证明可以降低血压，但它们对心血管和安全结果的影响尚不确定。2021 年 8 月 30 日 ESC 热线大会上报告了 SsaSS 研究主要结果：在有脑卒中病史或 60 岁或以上且患有高血压的人中，使用盐替代品的脑卒中、主要心血管事件和全因死亡低于使用普通盐的人。

该研究是一项超大型整群随机对照试验，旨在评价长期食用盐替代品减少脑卒中、主要心血管病事件和降低全因死亡的效果和安全性。该研究从中国农村地区的 600 个村庄招募了既往脑卒中或 60 岁以上且血压控制不佳的成年人。参与者以 1 : 1 的比例按村庄整群随机接受普通盐（100% 氯化钠）或盐替代品（约 75% 氯化钠和 25% 氯化钾）。主要结局是卒中，两个次要结局是主要心血管事件（非致命性卒中、非致命性急性冠状动脉综合征和血管性死亡）和总病死率，安全性结局是临床高钾血症。研究共纳入了 20 995 名参与者（平均年龄 65.4 岁），其中 72.6% 有脑卒中病史，88.4% 有高血压病史。约一半（49.5%）是女性。在平均 4.7 年的随访期间，发生全因死亡 4172 例。与使用普通食盐组相比，使用盐替代品组致死和非致死脑卒中减少 14%［相对危险（RR），0.86；95% CI，0.77～0.96；P=0.006］。主要心血管病事件减少 13%（RR，0.87；95% CI，0.80～0.94；$P < 0.001$），全因死亡减少 12%（RR，0.88；95% CI，0.82～0.95；$P < 0.001$）。此外，盐替代品组心血管病死亡和非致死性急性冠脉综合征也显著减少。研究期间，累计监测到可疑高钾血症

313 例，但两组间比较无差异（*RR*，1.04；95% *CI*，0.80 ～ 1.37；*P*=0.76）。

这项研究具有重要的实际意义，因为盐替代是改变人们食用盐的少数实际方法之一。其他减盐干预措施难以取得如此巨大和持续的影响。盐替代方法可能会对中国乃至其他地方的公共健康产生重大影响。然而，该研究也存在一定的局限性，如仅使用一种盐替代品，缺乏对钾水平的连续监测等。

（山西省心血管病医院　王　飞　吴　彤）

七、结构性心脏病研究进展

2021 ESC ENVISAGE-TAVI AF 研究：经导管主动脉瓣置换术后依度沙班不劣于维生素 K 拮抗剂

经导管主动脉瓣置换术（TAVR）成功后，与维生素 K 拮抗剂相比，直接口服抗凝剂在心房颤动治疗中的作用尚未得到充分研究。2021 年 8 月 28 日，ESC 大会公布了 ENVISAGE-TAVI AF 最新研究结果：在成功接受 TAVR 的心房颤动患者中，依度沙班不劣于维生素 K 拮抗剂，其不良临床事件复合主要结果的风险比为 38%。与维生素 K 拮抗剂相比，依度沙班的大出血发生率较高，主要由胃肠道大出血引起。

ENVISAGE-TAVI AF 试验是一项多中心、前瞻性、开放标签、盲法评价、非劣效性试验，比较了依度沙班方案与维生素 K 拮抗剂方案在心房颤动患者中的疗效。成功完成 TAVR 治疗的患者被纳入并随机从 TAVR 治疗的晚上到第 5 天接受依度沙班 60mg/d 联合或不联合抗血小板治疗，或联合或不联合抗血小板治疗的维生素 K 拮抗剂（目标 INR 为 2 ～ 3）。主要疗效结果是各种不良事件的复合，包括任何原因的死亡、心肌梗死、缺血性脑卒中、全身性血栓栓塞、瓣膜血栓形成或大出血。主要安全结果是大出血。在分级检测方案的基础上，依次对主要疗效和安全性结果进行非劣效性检测，如果危险比的 95% 置信区间上限不超过 1.38，则建立依度沙班的非劣效性。如果确立了对大出血的非劣效性和优效性，那么依度沙班疗效的优效性试验将随后进行。

研究共纳入1426例患者(每组713例)。患者平均年龄82.1岁，女性占47.5%。几乎所有患者在TAVR前均有心房颤动。依度沙班组的综合主要疗效转归率为17.3/100人年，维生素K拮抗剂组的综合主要疗效转归率为16.5 / 100人年［风险比，1.05；95%置信区间（CI），0.85～1.31；非劣效性 $P=0.01$］。大出血率分别为9.7 / 100人年和7.0/100人年（危险比，1.40；95% CI，1.03～1.91；非劣效性 $P=0.93$）；两组之间的差异主要是由于依度沙班引起更多的胃肠道出血。依度沙班组任何原因或脑卒中的病死率为10.0 / 100人年，维生素K拮抗剂组为11.7 / 100人年（危险比，0.85；95% CI，0.66～1.11）。

本研究提示依度沙班治疗TAVR后心房颤动高危人群是有价值的。依度沙班有较高的出血风险。从临床角度来看，降低依度沙班的剂量和避免患者接受强制性抗血小板治疗可能是合理的安全建议。

（山西省心血管病医院　郭彦青　王志鑫）

八、指南更新

（一）2021 ESC 急慢性心力衰竭诊断和治疗指南

2021 年欧洲心脏病学会科学年会（ESC）于 8 月 27 日以全虚拟形式召开，大会公布了急慢性心力衰竭诊断和治疗指南，与2016 年指南比较，新指南在心力衰竭的概念、诊断、药物治疗、器械治疗、合并症等方面均有更新。

1. HFmrEF 概念的更新

2021 ESC 对 HFmrEF 的概念进行了更新，由既往的"heart failure with mid-rang ejection fraction"射血分数中间值的心力衰竭，改为"heart failure with mildly reduced ejection fraction"射血分数轻度降低的心力衰竭。HFpEF 患者射血分数进一步降低至 50% 以下也分类至 HFmrEF 概念中。《2021 年心衰通用定义及分类》中提到的"射血分数改善的心力衰竭（HFrecEF）也并入到 ESC 指南 HFmrEF 范畴内"，并指出 HFmrEF 的临床特征、病理生理学特点和治疗策略还需要进一步研究。

2. 急性心力衰竭的诊断和治疗

在 2021 年 ESC 指南中将心力衰竭分为四个临床表现：急性失代偿心力衰竭、急性肺水肿、孤立性右心衰竭和心源性休克。急性心力衰竭的诊断从接触患者开始，并在整个救治过程中持续进行。在此过程中，除了临床症状和体征外，还应该进行心电图、超声心动图检查。如果诊断不确定，应即时检测血浆 NP 水平（包括 BNP 或 NT-proBNP 或 MR-proANP）。治疗上主要突出三点。首先应开始氧疗，包括鼻导管高流量吸氧、持续气道正压通气、无创正压通气。其次给予利尿剂。第三，如果收缩压高，则应给予静脉注射血管扩张剂，以减少左心室后负荷。在少数晚期 HF 患者中，急性肺水肿可能与低心排血量有关，需要使用正性肌力药物、血管升压药物来恢复器官灌注。短期的机械循环支持（MCS）对于心源性休克患者，可能增加心排血量并支持终末器官灌注，但可能会被严重并发症的出现抵消了机械循环支持的作用，目前仍缺乏高质量的证据支持。因此，不建议心源性休克的患者盲目使用 MCS，使用前需多学科专家讨论分析。IABP-SHOCKII 试验表明，在接受早期血运重建的急性心肌梗死后心源性休克的患者中，主动脉球囊反搏（IABP）和 OMT 之间的 30 天病死率和长期病死率没有差异。因此，不推荐常规 IABP 用于 MI 后心源性休克。然而，对于非 ACS 导致的心源性休克且药物治疗无效者，IABP 仍是考虑的范畴之内。目前仍缺乏体外膜肺氧合（ECMO）与 IABP 或药物治疗（MT）进行比较的 RCT。仅一项观察性研究的 Meta 分析提示，与对照组比较，接受 ECMO 治疗的心源性休克或心搏骤停的患者预后良好。ECMO 用于治疗爆发性心肌炎或其他原因导致的心源性休克也取得了较好的效果。

2021 年 ESC 进一步强化了 ARNI 一线推荐地位，治疗上由"金三角"向"新四联"转变。ARNI 已经成为心力衰竭治疗的一线用药，并新增了对未使用过血管紧张素转化酶抑制剂（ACEI）患者的治疗推荐，即 ARNI 可代替 ACEI 类药物。指南对此更新推荐主要是基于 PIONEER-HF 研究，研究显示：沙库巴曲缬沙坦治疗 8 周，可显著降低 N 末端 B 型利钠肽原水平和严重复合临床终点风险。而 ARB 类药物因没有证据显示可降低 HFmrEF

患者，而不作为金三角的一员，仅在应用 ACEI 或 ARNI 出现严重副作用时的替代。2016 年 ESC 指南建议，HFmrEF 患者在 ACEI 和 β 受体阻滞剂用到最大耐受剂量时 LVEF < 35% 时可加用 MRA。但 2021 年 ESC 直接将 MRA 与 ACEI/ARNI 和 β 受体阻滞剂同时放在首要的治疗地位。同时在治疗流程上体现出了"新四联"作为一线治疗的方案，即金三角 +SGLT2 抑制剂。指南指出，达格列净和恩格列净是 HFmrEF 患者一线治疗药物，可降低 HFmrEF 患者的再住院率和死亡风险。指南建议，无论 HFmrEF 患者是否合并糖尿病，除非有禁忌或不耐受，SGLT2 均应用于心力衰竭的治疗中（Ⅰ，A），以降低心力衰竭住院率、主要心血管事件、终末肾功能障碍和心血管死亡风险。噻唑烷二酮类药物会增加心力衰竭恶化和再住院的风险，不建议使用。心力衰竭合并心房颤动患者（CHA2DS2-VASc 评分：男 > 2，女 > 3），建议长期口服抗凝药物。建议直接口服抗凝药物（DOACs）优于维生素 K 拮抗剂，除外中 / 重度二尖瓣狭窄或机械人工瓣膜置换者。快速心房颤动血流动力学不稳定者，建议行紧急电复律（ECV）。心力衰竭合并主动脉狭窄的患者，推荐经导管主动脉瓣置换术（TAVI）或外科主动脉瓣置换术，以改善症状，降低死亡风险。近期因心力衰竭住院且合并缺铁性贫血患者，可以考虑静脉补充铁剂，不建议推荐使用促红细胞生成素治疗心力衰竭贫血患者。对于晚期心力衰竭患者的管理建议，可考虑长期机械循环支持（MCS），此患者必须具有良好的依从性、适当的器械操作能力和心理社会支持。对于药物和器械治疗无效的晚期难治性心力衰竭患者推荐心脏移植，没有绝对禁忌证。

指南还建议采用自我管理策略以降低心力衰竭住院和死亡

风险，以家庭为基础和（或）临床为基础的方案可以改善预后；注射流感和肺炎疫苗以降低心力衰竭住院率。所有有能力的慢性心脏病患者进行运动，以改善生活质量，同时应考虑有监督、基于运动的心脏康复计划。心力衰竭患者可以考虑非侵入性家庭远程监控（HTM），以降低心血管疾病复发死亡和心力衰竭住院风险。

（首都医科大学附属北京安贞医院　王喜福）

（二）2021 ESC 瓣膜性心脏病管理指南

2021 年 8 月 28 日由欧洲心脏病学会（ESC）和欧洲心胸外科协会（EACTS）制定的《2021 ESC/EACTS 瓣膜性心脏病指南》正式颁布，重点更新了主动脉瓣疾病、二尖瓣疾病及三尖瓣疾病的诊疗策略选择。由于心脏瓣膜的临床表现、病理生理、影像评估、手术处理和术后康复的复杂性，需要多学科配合。

1. 关于病情的评估、诊断方法和药物的治疗

指南强调，和其他疾病一样，病情的评估，尤其是患者的病史、症状及体格检查，对瓣膜性心脏病的诊断和管理至关重要。对瓣膜性心脏病而言，超声心动图仍然是瓣膜性心脏病诊断、病情严重程度和预后评估最简洁，也是最关键的方法。其他非浸润性检查，如心脏磁共振（CMR）、心脏计算机断层扫描（CCT）、荧光检查、生物标志物可为患者提供重要的附加信息。压力测试应广泛用于无症状患者。无症状患者决策的选择需权衡干预的风险和 VHD 的预期自然病程。如果尚无干预指征，需要对患者的临床症状、LV/RV 大小进行仔细随访。心房颤动合并重度二尖瓣狭窄或者机械瓣膜置换术者，NOAC 禁用。对于心房颤动合并主动脉瓣狭窄、主动脉瓣或二尖瓣反流及生物瓣膜置换术后 3 个月

以上者，预防脑卒中的发生，NOAC 优于 VKA（由Ⅱa 上调到Ⅰ类推荐）。CHA2DS2VASc 评分≥2 的心房颤动患者，在进行瓣膜手术时应考虑进行左心耳封堵以降低血栓栓塞风险（由Ⅱb 上调到Ⅱa 推荐）。对于主动脉瓣关闭不全的评估应仔细关注主动脉扩张的情况，以及手术时机和类型。严重主动脉瓣狭窄的诊断需要综合评估压力梯度（最可靠的测量值）、主动脉瓣面积、瓣膜钙化程度、血流状态和左心室功能。EROA 的常规量化是原发性二尖瓣反流（PMR）患者量化和风险分层综合评估的重要组成部分，3D 经食管超声心动图能够比 2D 超声心动图更准确地确定 PMR 的潜在机制。当严重 PMR 分级的超声心动图评估不确定时，心脏磁共振成像（CMR）可提供重要帮助。对于老年患者治疗策略的选择需要整合多个参数，包括预期寿命、预期的生活质量、合并症和患者目前状态的情况综合评估。

2. 关于手术

（1）重度主动脉反流的手术指征：LVSED ＞ 50mm 或 LVSED ＞ 25mm/m^2 体表面积（小体型者）或静息时 LVEF ≤ 50% 的无症状主动脉瓣关闭不全患者，推荐外科手术（Ⅰ）。对于主动脉根部扩张的年轻患者，在有经验的医疗中心，推荐行保留瓣膜的主动脉根部置换术（Ⅰ推荐）。

（2）主动脉瓣狭窄的干预：压力阶差高的主动脉瓣重度狭窄患者（平均压力阶差≥ 40mmHg，峰值流速≥ 4.0m/s，主动脉瓣面积≤ 1.0cm^2/m^2 或≤ 0.6cm^2/m^2）的有症状患者应考虑进行干预（Ⅰ类推荐）。LVEF ＞ 55%、运动试验结果正常的无症状患者，在干预风险低且满足以下条件一条时，应考虑进行干预（Ⅱa）：①极重度主动脉瓣狭窄（平均压力阶差≥ 60mmHg 或 V_{max} ≥ 5m/s）；②严重的瓣膜钙化且 V_{max} 每年进展进展≥ 5m/s；

③经多次检测 BNP 水平显著升高。选择外科手术还是介入治疗需对临床症状、解剖评估、每种干预方法的风险和获益仔细评估与讨论，最后由心脏团队做出决定（Ⅰ类推荐）。年龄和手术风险是选择手术方式的两个主要维度。SAVR 适合年龄 < 75 岁且手术风险较低的患者；TAVR 适合年龄 > 75 岁且手术风险较高的患者。

（3）重度二尖瓣关闭不全的干预指征：左心室功能不全的（LVSED ≥ 40mm 或 LVEF ≤ 60%）的无症状患者推荐行外科术（Ⅰ类推荐）。左心室功能保留（LVSED < 40mm 或 LVEF > 60%）、二尖瓣反流继发心房颤动，或肺动脉高压（静息 SPAP > 50mmHg）的无症状患者推荐行外科手术（Ⅱa 推荐）。对于 LVSED < 40mm、LVEF > 60%，左心房明显增大（左心房容积指数 ≥ 60ml/m² 或直径 ≥ 55mm）的低风险的无症状患者，预期瓣膜修复后耐久性较好者，可考虑行二尖瓣修复术（Ⅱa 推荐）。对伴有冠心病或其他心脏疾病的重度继发性二尖瓣反流者，推荐 CABG 或其他心脏手术时行瓣膜置换术（Ⅱa 推荐）。对于合并冠心病且不适合外科手术的重度二尖瓣关闭不全，可行 PCI 和（或）TAVI 后考虑经导管二尖瓣缘对缘修复（TEER）（Ⅱa 推荐）。

（4）三尖瓣反流的干预：无症状或症状较轻的原发性重度三尖瓣反流伴右心室扩大的适合外科手术的患者应考虑行手术治疗（Ⅱa 推荐）。有症状或有右心室扩大的继发性重度三尖瓣反流，且没有重度右心室或左心室功能障碍或严重肺血管疾病 / 高压等患者，应考率外科手术治疗（Ⅱa 推荐）。对于重度三尖瓣反流的患者，经心脏瓣膜中心评估无法行外科手术者，可考虑行导管介入治疗（Ⅱb）。

（首都医科大学附属北京安贞医院　王喜福）

（三）2021 ESC 心血管疾病临床预防指南

2021 年 8 月 30 日下午，在 2021 ESC 年会期间《2021 ESC 心血管疾病临床预防指南》（下文称"新指南"）重磅发布。新指南回顾了近年来新公布的研究，在 2016 版指南的基础上，进行了一系列更新。本部指南在欧洲预防心脏病学会（EAPC）的特别贡献下，由心血管疾病临床预防工作小组与欧洲心脏病学会及 12 个医学学会的代表共同执笔完成。

虽然动脉粥样硬化性心血管疾病（atherosclerotic cardio-vascular disease，ASCVD）在欧洲许多国家的发病率和病死率都在下降，但其仍然是心血管疾病（cardiovascular disease，CVD）主要的致病及致死原因。在过去的几十年里，ASCVD 的主要危险因素包括胆固醇异常、血压升高、吸烟、糖尿病和肥胖等。最重要的是提倡终身健康的生活方式。因此，如何降低心血管疾病风险依然是人们面临的一项重大挑战。新指南更新部分主要围绕 ASCVD 危险因素和风险评估、生活方式干预、危险因素管理、不同疾病风险管理四个部分（见图 1）。

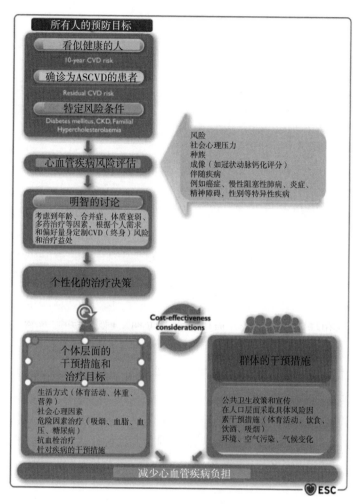

图 1　ASCVD 预防流程图

1. 危险因素和风险评估

ASCVD 的主要危险因素包括高血脂、高血压、吸烟、糖尿病和肥胖。分别针对表面健康人群和已确诊的 ASCVD 患者及糖尿病患者，逐步干预不同人群的危险因素。对于看似健康人群，使用 SCORE2（40～69 岁）和 SCORE2-OP（70 岁以上）评估 10 年心血管疾病（CVD）风险。应使用年龄特异的 10 年 CVD 风险阈值，连同风险调节因素、虚弱、合并症、终身 CVD 风险、治疗获益、多重用药和患者偏好，来指导血脂和血压治疗决策。此外，社会心理压力、空气污染等也与 ASCVD 风险相关。冠状动脉钙化积分（coronary artery calcium，CAC）评分是 CVD 风险分层最佳方法。目前的数据不支持在一级预防的 CVD 风险评估中使用基因组风险评分。也不支持血或尿液标志物、血管影像学检查（除了冠状动脉钙化积分和颈动脉超声检测动脉斑块）等方法评估潜在危险因素。慢性肾脏病（chronic kidney disease，CKD）是 ASCVD 的独立危险因素，无论有无糖尿病，均建议筛查 ASCVD，同时监测蛋白尿变化。慢性肾脏病（CKD）是 ASCVD 的独立危险因素，ASCVD 也是 CKD 的主要死因。开始 RAAS 抑制后，白蛋白尿的短期约减少 30%，与心血管和肾脏结局改善相关。同样，SGLT2 抑制剂与心血管和肾脏长期益处相关。就心血管不良事件而言，常见的 COPD 药物通常是安全的。慢性炎症会增加心血管疾病的风险。偏头痛，尤其是先兆偏头痛，是脑卒中和缺血性心脏病的独立危险因素。联合使用激素避孕药和吸烟会增加先兆偏头痛患者发生缺血性脑卒中的风险。

2. 生活方式干预

建议所有成年人将有氧运动与抗阻运动相结合并减少久坐时间，中等强度到剧烈的体力活动是有益的。各个年龄段的成年人都应该争取每周至少中等强度锻炼 150～300 分钟，或每周高强度、有氧运动 75～150 分钟。健康的饮食可以降低心血管疾病和其他慢性疾病的风险。指南指出，从更多以动物为基础的食物模式转变为以植物为基础的饮食模式可能会减少心血管疾病。

通过改变生活方式来达到和保持健康体重，对危险因素（血压、血脂、葡萄糖代谢）可产生有利影响，并降低 CVD 风险。当饮食和体力活动改变以及其他常规的非侵入性干预措施效果不佳时，应考虑对高危人群行减重手术；也可以考虑使用具有心血管保护作用的抗肥胖药物。

精神障碍患者的生活方式风险急剧增加，需要识别和治疗。心理保健可改善压力症状和生活质量，降低自杀风险，并可能改善心血管结局。

戒烟可迅速降低 CVD 风险，是预防 ASCVD 最具成本效益的策略。建议限制饮酒或戒酒，每周最多饮酒 100g。并且应该告知患者，酒精是高能量的，提供 7 kcal/g 且不含营养素。限制游离糖摄入，包括含糖饮料。建议减少盐摄入。

3. 危险因素管理

（1）血脂管理：LDL-C 对 CVD 风险的影响似乎由基线水平和 LDL-C 暴露的总持续时间决定。因此，LDL-C 水平越低越好，并应早干预早达标，如图 2。使用他汀类药物、依折麦布和 PCSK9 抑制剂（如果需要且具有成本效益）降低 LDL-C，可与 LDL-C 的绝对降低成正比地降低 ASCVD 风险。当无法达到根据风险水平确定的 LDL-C 目标时，应将 LDL-C 降低 50% 以上，然后努力降低其他风险因素。

建议将他汀作为降低高三酰甘油血症（三酰甘油＞2.3mmol/L）高危人群心血管风险的首选药物。

1. 已确诊的 ASCVD 患者，建议将 LDL-C 降至 < 1.4mmol/L 且较基线降低 50% 以上

2. ASCVD 患者经过最大耐受剂量他汀并联合依折麦布治疗后 LDL-C 仍不能达标者，推荐联合应用 PCSK 9 抑制剂

3. 合并 ASCVD 或其他严重靶器官损害的 2 型糖尿病患者，应强化降胆固醇治疗，推荐将 LDL-C 较基线水平降低 50% 以上且 LDL-C 达到 < 1.4mmol/L

4. 年龄 ≥ 40 岁，心血管高危的 2 型糖尿病患者应将 LDL-C 降低 ≥ 50% 且 LDL-C < 1.8mmol/L

5. 年龄 < 70 岁，无 ASCVD 或糖尿病但心血管很高危的患者，也应考虑将 LDL-C 降至 < 1.4mmol/L 且降低 50% 以上

6. 年龄 < 70 岁，无 ASCVD 或糖尿病但心血管高危的患者，应考虑将 LDL-C 降至 < 1.8mmol/L 且降低 50% 以上

图 2　不同人群的 LDL-C 目标

（2）血压管理：当怀疑有高血压时，应通过多次诊室血压测量或 ABPM 或 HBPM 来确认诊断。生活方式干预适用于所有高血压患者，可以延迟药物治疗的需求或补充药物治疗的降压作用。生活方式干预适用于所有高血压患者。当诊室血压 ≥ 140/90mmHg，或成人血压 ≥ 160/100mmHg 时，建议进行降压药物治疗，不同人群，降压治疗目标值不同，如图 3。建议更广泛地使用单药联合治疗，以改善患者的依从性差。除少数低危的 I 级高血压患者外，大多数患者应该直接启动两种药物联合治疗，优选单片复方制剂。大多数患者适合使用基于 RAS 阻滞剂（ACEI/ARB）联合钙离子拮抗剂（CCB）或噻嗪类 / 噻嗪样利尿剂，也可使用五大类药物的其他组合。β 受体阻滞剂也用于指南推荐的适应证，如慢性心力衰竭、心绞痛、陈旧性心肌梗死、心房颤动或妊娠与备孕女性等。指南推荐了"三步法"降压流程：第一步，联合应用 A+C 或 A+D；第二步，A+C+D；第三步（多为顽固性高血压），在 A+C+D 基础上加用螺内酯或其他药物。

年龄组	诊室收缩压控制目标（mmHg）				
	高血压	合并糖尿病	合并慢性肾功能不全	合并冠心病	合并脑卒中/短暂性脑缺血发作
18～69岁	120～130	120～130	<140～130	120～130	120～130
	如果耐受可降得更低				
≥70岁	<140mmHg，如果耐受可降至<130mmHg				
舒张压控制目标（mmHg）	所有患者都<80mmHg				

图3　诊室血压控制目标值

（3）血糖管理：生活方式改变对于2型糖尿病患者至关重要。管理高血糖可降低微血管并发症的风险，并降低心血管疾病的风险。大多数1型或2型糖尿病患者的HbA1c目标为<7.0%；老年人和体弱者的血糖目标应该放宽。新型降糖药物GLP-1受体激动剂或SGLT2抑制剂对于合并ASCVD、（高风险）心力衰竭或肾病的2型糖尿病患者特别重要，无论血糖水平如何。合并慢性肾脏病的2型糖尿病患者推荐首选SGLT2抑制剂；合并HFrEF的患者首选SGLT2抑制剂。对于不合并ASCVD、慢性心力衰竭或CKD的2型糖尿病患者，二甲双胍仍为一线药物，同时也建议考虑应用SGLT2抑制剂或GLP-1受体激动剂。

对于1型糖尿病，控制高血糖可降低微血管和大血管并发症及过早死亡的风险；建议HbA1c目标为6.5%～7.5%。不建议1型糖尿病患者使用二甲双胍以降低CVD风险。达格列净已被推荐用于1型糖尿病，但应注意糖尿病酮症酸中毒风险。

（4）抗栓治疗：所有已确诊的ASCVD患者都需要小剂量阿司匹林抗血小板治疗进行二级预防，阿司匹林不耐受者可用氯吡格雷替代。对于胃肠道出血高风险的患者，推荐联合应用质子泵抑制剂。对于心血管高危或很高危者，可以考虑应用小剂量阿司匹林一级预防。此外，抗炎治疗是预防心血管疾病的一种很有前景的策略。

4. 不同疾病的风险管理

（1）冠心病：多维预防对于 CAD 的短期和长期预后至关重要。既往心肌梗死或血运重建患者，建议服用小剂量阿司匹林。急性冠脉综合征患者建议给予阿司匹林 +P2Y12 抑制剂双抗治疗 12 个月，除非有禁忌证，例如有高出血风险。慢性综合征患者支架置入术后阿司匹林 + 氯吡格雷双抗治疗 6 个月，如果存在高出血风险，如果存在高危出血风险，可缩短至 1 ~ 3 个月。此外，对于合并心力衰竭、高血压或糖尿病的患者，建议使用 ACEI 或 ARB；对于合并左心室功能不全或收缩期心力衰竭患者，推荐使用 β 受体阻滞剂。

（2）心力衰竭：建议通过应用 β 受体阻滞剂、几种神经激素拮抗剂（ACEI/ARB/ARNI/MRA）以及新型药物（恩格列净、达格列净）改善有心力衰竭症状的 HFrEF 患者的预后。

（3）脑血管疾病：推荐抗血小板药物（阿司匹林或阿司匹林 + 双嘧达莫等）用于非心源性脑缺血事件，推荐抗凝剂用于心源性缺血性脑卒中或 TIA 事件。对于既往有脑卒中或 TIA 且伴有高血压的患者，降压治疗可降低复发风险。对于卒中或 TIA 患者，他汀类药物可预防 CVD 和脑血管事件。

（4）下肢动脉性疾病：建议单独使用抗血小板药物或联合小剂量口服抗凝血药，以降低下肢动脉性疾病及总体 CVD 风险。通过戒烟和控制其他 CVD 风险因素可改善患者预后。

（5）慢性肾脏病：风险管理包括改变生活方式、戒烟、营养、服用 RAAS 抑制剂、降压治疗、降脂治疗，若合并 CVD，可使用阿司匹林抗血小板治疗。

（6）心房颤动：建议进行危险因素和合并疾病的筛查识别和管理，调整不健康的生活方式，以减轻心房颤动症状严重程度，降低疾病负担。合并高血压者，应保证良好的血压控制，以降低心房颤动复发、脑卒中及出血风险。

总体来说，新指南亮点主要集中在各种心血管风险评估方法和管理手段方面。新指南针对不同人群采用了不同的风险评估方法并进行了心血管疾病危险分层。此外新指南参考了近几年最新研究证据，对不同心血管风险等级的人群采取了针对性的管理方法。

（清华大学附属北京清华长庚医院

薛亚军　周博达　张　萍）

（四）2021 ESC 心脏起搏和再同步化治疗指南

《2021 年 ESC 心脏起搏和再同步化治疗指南》在 2013 年基础上，概述了自 2013 年 ESC 心脏起搏指南发布以来发生的适应证和起搏方式的改变，还包括了各种晕厥情况下的起搏新方法，同时对于心脏再同步化治疗（CRT）在心力衰竭中的适应证进行了修改。也包含经导管主动脉瓣植入术（TAVI）和心脏外科术后起搏的新内容。对于无导线起搏的适应情况做出推荐。下面将从几个方面来介绍指南更新要点。

1. 指南更新要点

新推荐：对怀疑或者记录到心动过缓或传导系统疾病患者的评估。

（1）监测：①对于不常发作（少于每月 1 次）不明原因的

晕厥或疑似由心动过缓引起的其他症状的患者评估尚不能明确病因时，推荐置入式心脏监测器行长期动态监测（Ⅰ，A）；②动态心电图监测推荐用于评估疑似与节律障碍相关的症状性的心动过缓（Ⅰ，C）。

（2）颈动脉窦按摩：如果可除外颈动脉狭窄，对于不明原因的晕厥并符合反射机制或症状与颈动脉窦压力/操作时，推荐行颈动脉窦按摩（Ⅰ，B）。

（3）倾斜试验：疑似反复发作的反射性晕厥患者应考虑倾斜试验（Ⅱa，B）。

（4）运动试验：①对于运动期间或运动后立即出现的疑似与心动过缓相关的症状的患者，推荐行运动试验（Ⅰ，C）；②对于疑似变时功能不全的患者，可考虑运动试验以确定诊断（Ⅱa，B）；③对于心室内传导疾病及 AVB 阻滞位点未知的患者，可考虑运动试验以暴露结下阻滞位点（Ⅱb，C）。

（5）影像学检查：①对于疑似或有记录的症状性心动过缓患者，推荐使用心脏成像以评估是否存在结构性心脏病、确定左室收缩功能、诊断传导异常的潜在病因（Ⅰ，C）；②对于特定病理原因导致的传导功能异常患者，尤其是 60 岁以下患者，可考虑多种影像学检查方式（CMR、CT、PET）以评估心肌组织（Ⅱa，C）。

（6）实验室检查：除了植入前的实验室检查，对临床疑似有可逆性病因导致的心动过缓患者，推荐行特定的实验室检查项目（如甲状腺功能测定、莱姆病滴度测定、洋地黄水平、血钾血钙水平及 pH）以诊断并治疗相应情况（Ⅰ，C）。

（7）睡眠评估：对于有呼吸睡眠暂停综合征的症状和睡眠中出现严重心动过缓或高度 AVB 的患者，推荐筛查呼吸睡眠暂停综合征（Ⅰ，C）。

（8）电生理检查：①对于晕厥合并双分支阻滞患者，在无创性评估无法解释晕厥病因或病情严重需立即起搏时，应考虑行电生理检查，除非经验性的置入起搏器治疗方案更优（尤其对于老年及体弱者）（Ⅱa，B）；②对于晕厥合并窦性心动过缓的患者，当无创性检查未能显示晕厥和心动过缓之间的关系时，可考虑行电生理检查（Ⅱb，B）。

（9）遗传学：①对于早期发病（< 50 岁）的进行性心脏传导疾病患者，可考虑进行基因检测（Ⅱa，C）；②当识别出可解释心脏传导疾病的致病遗传变异后，应考虑对于病例的家庭成员进行基因检测（Ⅱa，C）。

（10）心动过缓或者传导系统疾病的起搏治疗：①慢快综合征且症状由心动过缓引起的患者，可行永久起搏纠正心动过缓且使药物治疗成为可能性，除非心动过速可通过消融手术纠正（Ⅰ，B）。②对于房性心律失常（主要是心房颤动）合并永久性或一过性的三度或高度 AVB 患者，无论是否有症状，推荐行永久起搏治疗（Ⅰ，C）。③ SND 合并 DDD 置入患者，推荐通过起搏器程控最小化非必要的右心室起搏（Ⅰ，A）。④对于年龄 > 40 岁的严重的、难以预测、反复发作的晕厥患者，具有以下情况之一时，推荐双腔永久起搏治疗：自发的、有症状的窦性停搏或 AVB 导致心室无收缩时间 > 3 秒或无症状的心室无收缩时间 > 6 秒；心脏抑制型颈动脉窦综合征；倾斜试验诱发的晕厥（Ⅰ，A）。⑤对于反复发作的不明原因跌倒患者，需采用和不明原因晕厥相同的检查及评价项目（Ⅱa，C）。⑥心房颤动相关的心动过缓或有症状的心房颤动转律后的长 RR 间期患者，应考虑行心房颤动消融手术以避免起搏器置入（Ⅱa，C）。⑦慢快综合征患者，可通过起搏器程控开启心房 ATP 功能治疗（Ⅱb，B）。⑧对于腺苷敏感性晕厥，可考虑双腔起搏治疗以降低晕厥的反复发作（Ⅱb，B）。

（11）心脏再同步化治疗：①对于同时合并 CRT 及 ICD 置入指征的患者，推荐 CRT-D 治疗（Ⅰ，A）；②对于具有 CRT 置入指征患者，需基于个体化的风险评估及共同的决策分析以判断是否 CRT-D 治疗（Ⅱa，B）；③对于症状性心房颤动且心室率控制不佳，符合房室结消融适应证（不考虑 QRS 时限）的 HFmrEF 患者，可考虑 CRT 治疗，而非右心室起搏治疗（Ⅱa，C）；④对于症状性心房颤动且心室率控制不佳，符合房室结消融适应证（不考虑 QRS 时限）的 HFpEF 患者，可考虑右心室起搏（Ⅱa，B）；⑤对于症状性心房颤动且心室率控制不佳，符合房室结消融适应证（不考虑 QRS 时限）的 HFpEF 患者，可考虑 CRT 治疗（Ⅱb，B）。

（12）希氏束起搏（HBP）：①对于接受 HBP 治疗的患者，建议根据 HBP 的具体需求程控起搏器（Ⅰ，C）；②对于冠状窦电极植入失败的准备行 CRT 患者，HBP 及外科置入心外膜电极可作为替代方案（Ⅱa，B）；③对于接受 HBP 治疗的患者，在特定情况下可考虑右心室电极置入作为备用起搏电极（比如起搏器依赖、高度 AVB、结下阻滞、高起搏阈值、拟行房室结消融）或备用感知电极（心室感知过低或心房 /His 电位的过感知）（Ⅱa，C）；④对于拟行"起搏联合消融"策略的快速性室上性心律失常患者，尤其是自身 QRS 波窄时，可考虑 HBP 联合心室备用电极的起搏治疗（Ⅱb，C）；⑤对于房室传导阻滞、LVEF ＞ 40% 患者，预计心室起搏比例大于 20%，HBP 可作为右心室起搏的另一种替代治疗方案（Ⅱb，C）。

（13）无导线起搏：①当无上肢静脉通路或起搏器囊袋高感染风险时，比如有既往感染史或接受血液透析治疗的患者，无导线起搏器可被视为经静脉置入起搏器另一种方案（Ⅱa，B）；②基于患者预期寿命和共同的决策分析，无导线起搏器可被视为单电极心室起搏的替代治疗方案（Ⅱb，C）。

（14）急性心肌梗死患者的起搏建议：①出现房室传导阻滞的急性心肌梗死患者，需在心肌梗死发生后等待至少5天，如果房室传导功能仍未恢复，才考虑行永久起搏治疗（Ⅰ，C）；②出现房室传导阻滞的前壁心肌梗死及心力衰竭患者，可考虑早期的器械置入（CRT-D/CRT-P）（Ⅱb，C）。

（15）心脏外科术后的起搏建议：①对于心脏外科术后的高度或完全AVB，需要至少观察5天以评价心律失常是否为暂时的或可改善的，在完全性AVB合并缓慢逸搏心律或无逸搏心律、心律失常改善可能性低时，观察期可缩短（Ⅰ，C）。②对于心脏外科术后或心脏移植术后的窦房结功能障碍，永久起搏治疗前，需至少观察6周（Ⅱa，C）。③对于心脏移植术后的变时功能不全，如果持续超过6周，可考虑起搏治疗以改善生活质量（Ⅱa，C）。④对于累及瓣膜的感染性心内膜炎的手术治疗及术中出现的完全性AVB，如果存在以下预测因素之一：术前传导功能异常、金黄色葡萄球菌感染、心内膜脓肿、三尖瓣受累或既往瓣膜手术病史，则应考虑立即置入心外膜起搏治疗（Ⅱa，C）。⑤三尖瓣手术时如需起搏治疗，应避免使用跨瓣膜导线，应使用心外膜心室导线。在三尖瓣手术中，应考虑移除已有的跨瓣导线，而不是将导线缝合到生物假体或成形环之间。孤立性三尖瓣环成形术时，基于个体风险收益分析，之前存在的心室电极可留在原位，而不会将其夹在环和环之间（Ⅱa，C）。⑥对于生物三尖瓣置换术/

三尖瓣环修复术后需要起搏治疗，当需要心室起搏时，应考虑经静脉置入冠状窦电极或微创置入心外膜心室电极，优于静脉途径跨三尖瓣置入电极（Ⅱa，C）。⑦机械三尖瓣置换术后如需起搏治疗，应避免置入跨瓣膜的右心室电极（Ⅲ，C）。

（16）经导管主动脉瓣置入术后的起搏建议：①TAVI术后完全或高度AVB持续时间24～48小时，建议永久起搏治疗（Ⅰ，B）；②TAVI术后新发的交替性束支阻滞，建议永久起搏治疗（Ⅰ，C）；③对于既往存在右束支传导阻滞患者，TAVI术中或术后出现进一步的传导障碍时，可考虑早期的永久起搏治疗（Ⅱa，B）；④对于TAVI术后新发的左束支传导阻滞，QRS＞150毫秒或PR间期＞240毫秒，术后48小时无进一步延长的患者，建议考虑行动态心电图检查或电生理检查（Ⅱa，C）；⑤既往传导功能异常的患者，TAVI术后QRS时限或PR间期延长＞20毫秒时，可考虑行动态心电图检查或电生理检查（Ⅱb，C）；⑥对于右束支传导阻滞且无起搏指征的患者，不建议TAVI术前预防性置入永久起搏器（Ⅲ，C）。

（17）罕见病的起搏建议：①对于神经肌肉疾病患者，如Ⅰ型强直性肌营养不良合并任何的二度或三度AVB、或HV间期≥70毫秒，无论有无症状，均可行永久起搏治疗（Ⅰ，C）；②对于LMNA基因突变的患者，包括符合起搏器常规置入标准的Emery-Dreifuss综合征及肢带型肌营养不良的患者，或PR间期延长合并左束支传导阻滞的患者，如果预计生存时间超过1年，则应考虑置入具有起搏功能的ICD（Ⅱa，C）；③对于Kearns-Sayre综合征（眼肌麻痹综合征）合并PR间期延长、任何程度的AVB、束支阻滞或分支阻滞患者，可考虑行永久起搏治疗（Ⅱa，C）。

（18）心脏结节病的起搏建议：①对于心脏结节病合并永久性或短暂 AVB 患者，可考虑行永久起搏治疗（Ⅱa，C）；②对于具有起搏指征的心脏结节病患者，LVEF < 50%，可考虑 CRT-D 置入（Ⅱa，C）。

（19）器械置入及围手术期管理的建议：①推荐皮肤切开前 1 小时内给予预防性抗生素治疗，以降低心脏置入式电子装置（CIED）感染风险（Ⅰ，A）；②皮肤消毒应考虑用洗必泰酒精替代聚维酮碘酒精（Ⅱa，B）；③建立静脉通路时，首选头静脉或腋静脉（Ⅱa，B）；④四极导线应作为冠状窦导线置入的首选（Ⅱa，C）；⑤为确定心室导线位置，可考虑多角度透视（Ⅱa，C）；⑥切口闭合前应考虑用生理盐水冲洗囊袋（Ⅱa，C）；⑦CIED 再置入患者应考虑使用抗生素冲洗囊袋（Ⅱb，B）；⑧对于穿孔高危患者（老年、既往穿孔史、低体重指数、女性），可考虑室间隔中部起搏（Ⅱb，C）；⑨对于可能存在起搏器囊袋问题的患者，比如低体重指数、起搏器旋弄综合征，或有囊袋美观考虑的患者，可考虑肌肉下制备囊袋（Ⅱb，C）；⑩不推荐抗凝患者行肝素桥接（Ⅲ，A）；⑪ 不推荐发热患者行永久起搏器置入。起搏器置入需推迟至患者无发热至少 24 小时（Ⅲ，B）。

（20）远程监测：①推荐远程监测设备以减少诊室就诊困难的起搏器患者（由于行动不便、事务繁忙、或个人偏好）到诊室随访的次数（Ⅰ，A）；②当设备部件被召回，推荐远程监测以便早期发现患者可干预的事件，尤其是对于高危险患者（起搏器依赖患者）（Ⅰ，C）；③对于远程设备管理患者，单腔和双腔起搏器的诊室常规随访间隔可达 24 个月（Ⅱa，A）。

（21）临时起搏的建议：①对于经静脉变时性药物难治的影响血流动力学的缓慢性心律失常，建议临时经静脉起搏（Ⅰ，C）；

②当临时经静脉起搏不可行或不可用时，对于影响血流动力学的缓慢性心律失常，可考虑经皮起搏（Ⅱa，C）；③当需要立即起搏且有可逆性的起搏指征时，如心肌缺血、心肌炎、电解质紊乱、毒物暴露或心脏外科术后时，可考虑临时经静脉起搏（Ⅱa，C）；④由于伴发感染而无法立即置入永久起搏器时，临时经静脉不全可考虑作为永久起搏器置入前的过渡（Ⅱa，C）；⑤对于长期需临时经静脉起搏患者，可考虑通过皮肤插入主动电极并与外部起搏器连接（Ⅱa，C）。

（22）其他：①停止起搏治疗的建议：停止起搏治疗时，管理策略应基于个体风险收益分析与患者的共同决策（Ⅰ，C）；②如果没有其他影像学检查方法，可考虑对有废弃的经静脉导线的起搏器患者行 MRI 检查（Ⅱb，C）；③对于考虑置入起搏器及 CRT 患者，应根据最佳证据作出决策，考虑每种选择的个人风险－收益、患者偏好及治疗目标，推荐采用以患者为中心的原则，在治疗和协商中共同决策的原则（Ⅰ，C）。

推荐级别更改：

①对于晕厥患者，当可记录到无症状的窦性停搏＞6秒时，可行永久起搏以减少晕厥的反复发作；推荐级别由 2013 年的Ⅱa 降至 2021 年的Ⅱb。

②置入传统起搏器或 ICD 后出现症状性心力衰竭，LVEF ≤ 35%，高比例右心室起搏时，可考虑升级为 CRT；推荐级别由 2013 年的Ⅰ降至 2021 年的Ⅱa。

③对于 HFrEF（＜40%），无论 NYHA 分级，具有心室起搏指征及高度 AVB 患者，推荐 CRT 治疗以降低发病率，而不推荐右心室起搏。包括心房颤动患者；推荐级别由 2013 年的Ⅱa 升至 2021 年的Ⅰ。

④对于 LVEF ≤ 35%，QRS 时限在 130 ～ 149 毫秒且心电图表现为 LBBB 的症状性心力衰竭患者，推荐行 CRT 治疗以改善临床症状，降低发病率及病死率；推荐级别由 2013 年的 I 降至 2021 年的 II a。

⑤对于症状性心房颤动且心室率控制不佳，符合房室结消融适应证的 HFrEF 患者（不考虑 QRS 时限），推荐 CRT 治疗；推荐级别由 2013 年的 II a 升至 2021 年的 I。

⑥先天性的完全或高度 AVB 患者即使无危险因素时，也建议起搏治疗；推荐级别由 2013 年的 II a 降至 2021 年的 II b。

⑦对于 MRI 兼容起搏器患者，按照生产厂商的操作说明可安全行 MRI 检查；推荐级别由 2013 年的 II a 升至 2021 年的 I。

⑧对于非 MRI 兼容起搏器患者，如果没有其他可行的、可替代的影像学检查方式，且没有心外膜导线、废弃或损坏的导线或导线适配器 / 延长器时，可考虑行 MRI 检查；推荐级别由 2013 年的 II b 升至 2021 年的 II a。

2. 怀疑或记录到心动过缓或者传导系统疾病患者的评估

（1）无创性评估：如果可除外颈动脉狭窄，对于不明原因的晕厥并符合颈动脉窦区域压力 / 操作时出现反射性晕厥的症状时，推荐行颈动脉窦按摩（I，B）。

（2）动态心电图：动态心电图监测推荐用于评估疑似与节律障碍相关的症状性的心动过缓（I，C）。

（3）运动试验：①对于运动期间或运动后立即出现的疑似与心动过缓相关的症状的患者，推荐行运动试验（I，C）；②对于疑似变时功能不全的患者，可考虑运动试验以确定诊断（II a，B）；③对于心室内传导疾病及 AVB 阻滞位点未知的患者，可考虑运动试验以暴露结下阻滞位点（II b，C）。

（4）影像学检查：①对于疑似或有记录的症状性心动过缓患者，推荐使用心脏成像以评估是否存在结构性心脏病、确定左心室收缩功能、诊断传导异常的潜在病因（Ⅰ，C）；②对于特定病理原因导致的传导功能异常患者，尤其是 60 岁以下患者，可考虑多种影像学检查方式（CMR、CT、PET）以评估心肌组织（Ⅰa，C）。

（5）实验室检查：除了置入前的实验室检查，对临床疑似有可逆性病因导致的心动过缓患者，推荐行特定的实验室检查项目（如甲状腺功能测定、莱姆病滴度测定、洋地黄水平、血钾血钙水平及 pH）以诊断并治疗相应情况（Ⅰ，C）。

（6）遗传学：①对于早期发病（＜50 岁）的进行性心脏传导疾病患者，可考虑进行基因检测（Ⅱa，C）；②当识别出可解释心脏传导疾病的致病遗传变异后，应考虑对于病例的家庭成员进行基因检测（Ⅱa，C）。

（7）睡眠评估：对于有呼吸睡眠暂停综合征的症状和睡眠中出现严重心动过缓或高度 AVB 的患者，推荐筛查呼吸睡眠暂停综合征（Ⅰ，C）。

（8）倾斜试验：疑似反复发作的反射性晕厥患者应考虑倾斜试验（Ⅱa，B）。

（9）置入式 ILR：对于不常发作（少于每月一次）不明原因的晕厥或疑似由心动过缓引起的其他症状的患面评估尚不能明确病因时，推荐置入式心脏监测器行长期动态监测（Ⅰ，A）。

（10）电生理检查：①对于晕厥合并双分支阻滞患者，在无创性评估无法解释晕厥病因或病情严重需立即起搏时，应考虑行电生理检查，除非经验性的置入起搏器治疗方案更优（尤其对于老年及体弱者）（Ⅱa，B）；②对于晕厥合并窦性心动过缓的患者，当无创性检查未能显示晕厥和心动过缓之间的关系时，可考虑行电生理检查（Ⅱb，B）。

3. 心动过缓或者传导系统疾病患者的起搏治疗

（1）窦房结功能障碍（SND）患者的起搏治疗：①SND合并DDD置入患者，推荐通过起搏器程控最小化非必要的右心室起搏（Ⅰ，A）；②症状由窦性心动过缓引起的患者，推荐永久起搏（Ⅰ，B）；③慢快综合征且症状由心动过缓引起的患者，可行永久起搏纠正心动过缓且使药物治疗成为可能性，除非心动过速可通过消融手术纠正（Ⅰ，B）；④变时功能不全且运动后有症状的患者，行具有频率应答功能的DDD起搏是合理的（Ⅱa，B）；⑤心房颤动相关的心动过缓或有症状的心房颤动转律后的长RR间期患者，应考虑行心房颤动消融手术以避免起搏器置入（Ⅱa，C）；⑥慢快综合征患者，可通过起搏器程控心房ATP功能治疗（Ⅱb，B）；⑦对于晕厥患者，当可记录到无症状的窦性停搏＞6秒时，可行永久起搏以减少晕厥的反复发作（Ⅱb，C）；⑧对于无明确证据，但症状考虑与心动过缓相关的窦房功能症状患者，可考虑起搏治疗（Ⅱb，C）；⑨无症状的窦房结功能障碍患者，窦缓由于一过性病因的患者，不推荐进行永久起搏治疗（Ⅲ，C）。

（2）房室传导阻滞的起搏治疗：①对于永久性或一过性的三度或二度Ⅱ型AVB、窦房结下的2∶1 AVB、高度AVB患者，无论是否有症状，均推荐行永久起搏治疗（Ⅰ，C）；②对于房性心律失常（主要是心房颤动）合并永久性或一过性的三度或高度AVB患者，无论是否有症状，推荐行永久起搏治疗（Ⅰ，C）；③对于需要起搏的永久性心房颤动患者，推荐使用频率应答功能的心室起搏（Ⅰ，C）；④对于有症状的二度Ⅰ型AVB或电生理检查发现阻滞位点在 His 束内或低于 His 束水平的患者，可考虑行永久起搏（Ⅱa，C）；⑤对于 AVB 患者，相比于单腔心室起搏，推荐 DDD 以避免起搏器综合征及改善患者生活质量（Ⅱa，A）；⑥对于有类似起搏器综合征症状及一度 AVB（PR 间期＞ 300 毫秒）的患者，可考虑永久起搏器置入术（Ⅱa，C）；⑦对于短暂的且可以被纠正或预防的病因导致的 AVB，不推荐永久起搏治疗（Ⅲ，C）。

（3）束支传导阻滞的起搏治疗：①对于原因不明的晕厥合并双分支阻滞患者，基线 HV 间期≥ 70 毫秒，在心房递增起搏检查时阻滞位点位于 His 束内或低于 His 束水平的二度或三度 AVB，或者对于药物刺激反应异常的患者，可行永久起搏治疗（Ⅰ，B）；②对于交替性束支阻滞患者，无论有无症状，推荐行永久起搏治疗（Ⅰ，C）；③对于有原因不明的晕厥症状的特定患者［老年、体弱、高危和（或）晕厥反复发作］，可行永久起搏治疗，而无须行电生理检查（Ⅱb，B）；④对于无症状的束支传导阻滞或双分支传导阻滞患者，不推荐行永久起搏治疗（Ⅲ，B）。

（4）反射性晕厥的起搏治疗：①对于年龄＞ 40 岁的严重的、难以预测、反复发作的晕厥患者，具有以下情况之一时，推荐双腔永久起搏治疗：自发的、有症状的窦性停搏或 AVB 导致心室无收缩时间＞ 3 秒或无症状的心室无收缩时间＞ 6 秒；心脏抑制型颈动脉窦综合征；倾斜试验诱发的晕厥（Ⅰ，A）。②对于腺苷敏感性晕厥，可考虑双腔起搏治疗以降低晕厥的反复发作（Ⅱb，C）。③在无已证实的心脏抑制反射的情况下，不推荐行永久起搏治疗（Ⅲ，C）。

（5）疑似晕厥及不明原因跌倒的起搏建议：①对于反复发

作的不明原因跌倒患者，需采用和不明原因晕厥相同的检查及评价项目（Ⅱa，C）；②在无已证实的指征情况下，对于不明原因跌倒患者不建议行永久起搏治疗（Ⅲ，B）；③对于无窦房结功能障碍及传导功能异常的证据的不明原因晕厥患者，不推荐行永久起搏治疗（Ⅲ，C）。

4. 心脏再同步化治疗

（1）窦性心律下的心脏再同步化治疗的建议：①LBBB形态：对于 LVEF ≤ 35%，QRS 时限 ≥ 150 毫秒且心电图符合 LBBB 形态的症状性心力衰竭患者，推荐行 CRT 治疗以改善临床症状，降低发病率及病死率（Ⅰ，A）；对于 LVEF ≤ 35%，QRS 时限在 130 ～ 149 毫秒且心电图符合 LBBB 形态的症状性心力衰竭患者，推荐行 CRT 治疗以改善临床症状，降低发病率及病死率（Ⅱa，B）。②非 LBBB 形态：对于 LVEF ≤ 35%，QRS 时限 ≥ 150 毫秒且心电图符合非 LBBB 形态的症状性心力衰竭患者，推荐行 CRT 治疗以改善临床症状，降低发病率（Ⅱa，B）；对于 LVEF ≤ 35%，QRS 时限 130 ～ 149 毫秒且心电图符合非 LBBB 形态的症状性心力衰竭患者，推荐行 CRT 治疗以改善临床症状，降低发病率（Ⅱb，B）；QRS 时限：在无右心室起搏指征的情况下，不推荐 CRT 用于 QRS 时限 < 130 毫秒的心力衰竭患者（Ⅲ，A）。

（2）持续性或永久性心房颤动的心脏再同步化治疗的建议：对于心力衰竭合并永久性心房颤动且适合 CRT 的患者建议如下。①对于 LVEF ≤ 35%，自身 QRS 时限 ≥ 130 毫秒，NYHA 心功能分级Ⅲ或Ⅳ级的心力衰竭合并心房颤动患者，可考虑 CRT 治疗以保证双心室起搏，以改善临床症状，降低发病率及病死率（Ⅱa，C）。②当双心室起搏比例低于 90% ～ 95%

时的心力衰竭合并心房颤动患者，需考虑房室结消融（Ⅱa，B）；对于心力衰竭合并永久性房颤且适合房室结消融的患者（不考虑 QRS 时限）。③对于 HFrEF 患者，推荐 CRT 治疗（Ⅰ，B）。④对于 HFmrEF 患者，可考虑 CRT 治疗，而非右心室起搏治疗（Ⅱa，C）。⑤对于 HFpEF 患者，可考虑右心室起搏（Ⅱa，B）。⑥对于 HFpEF 患者，亦可考虑 CRT 治疗（Ⅱb，C）。

（3）右心室起搏升级为 CRT 的建议：置入传统起搏器或ICD 后出现症状性心力衰竭，LVEF ≤ 35%，高比例右心室起搏时，可考虑升级为 CRT（Ⅱa，B）。

（4）心力衰竭合并房室传导阻滞的起搏建议：对于 HFrEF（＜40%），无论 NYHA 分级，具有心室起搏指征及高度 AVB 患者，推荐 CRT 治疗以降低发病率，而不推荐右心室起搏。包括心房颤动患者（Ⅰ，A）。

（5）CRT-D 治疗的建议：①对于同时合并 CRT 及 ICD 置入指征的患者，推荐 CRT-D 治疗（Ⅰ，A）；②对于具有 CRT置入指征患者，需基于个体化的风险评估及共同的决策分析以判断是否 CRT-D 治疗（Ⅱa，B）。

5. 其他起搏部位和方式的推荐

（1）希氏束起搏（HBP）：①对于接受 HBP 治疗的患者，建议根据 HBP 的具体需求程控起搏器（Ⅰ，C）；②对于冠状窦电极置入失败的 CRT 患者，HBP 及外科置入心外膜电极可作为替代方案（Ⅱa，B）；③对于接受 HBP 治疗的患者，在特定情况下可考虑右心室电极置入作为备用起搏电极（比如起搏器依赖、高度 AVB、结下阻滞、高起搏阈值、拟行房室结消融）或备用感知电极（心室感知过低或心房/His 电位的过感知）（Ⅱa，C）；

④对于拟行"起搏联合消融"策略的快速性室上性心律失常患者，尤其是自身 QRS 波窄时，可考虑 HBP 联合心室备用电极的起搏治疗（Ⅱb，C）；⑤对于房室传导阻滞、LVEF ＞40% 患者，预计心室起搏比例＞20%，HBP 可作为右心室起搏的另一种替代治疗方案（Ⅱb，C）。

（2）无导线起搏：①当无上肢静脉通路或起搏器囊袋高感染风险时，比如有既往感染史或接受血液透析治疗的患者，无导线起搏器可被视为经静脉置入起搏器另一种方案（Ⅱa，B）；②基于患者预期寿命和共同的决策分析，无导线起搏器可被视为单电极心室起搏的替代治疗方案（Ⅱb，C）。

6. 特定情况下的起搏治疗

（1）急性心肌梗死患者的起搏建议：①出现房室传导阻滞的急性心肌梗死患者，需在心肌梗死发生后等待至少 5 天，如果房室传导功能仍未恢复，才考虑行永久起搏治疗（Ⅰ，C）；②出现房室传导阻滞的前壁心肌梗死及心力衰竭患者，可考虑早期的器械置入（CRT-D/CRT-P）（Ⅱb，C）；③对于一过性房室传导阻滞自行或血运重建后消失的急性心肌梗死患者，不推荐行永久起搏治疗（Ⅲ，B）。

（2）心脏外科术后或心脏移植术后的起搏建议：①对于心脏外科术后的高度或完全 AVB，需要至少观察 5 天以评价心律失常是否为暂时的或可改善的，在完全性 AVB 合并缓慢逸搏心律或无逸搏心律、心律失常改善可能性低时，观察期可缩短（Ⅰ，C）。②对于心脏外科术后或心脏移植术后的窦房结功能障碍，永久起搏治疗前，需至少观察 6 周（Ⅱa，C）。③对于心脏移植术后的变时功能不全，如果持续超过 6 周，可考虑起搏治疗以改善生活质量（Ⅱa，C）。④对于累及瓣膜的感染性心内膜炎的手术治疗及术中出现的完全性 AVB，如果存在以下预测因素之一：术前传导功能异常、金黄色葡萄球菌感染、心内膜脓肿、三尖瓣受累或既往瓣膜手术病史，则应考虑立即置入心外膜起搏治疗（Ⅱa，C）。⑤三尖瓣手术时如需起搏治疗，应避免使用跨瓣膜导线，应使用心外膜心室导线。在三尖瓣手术中，应考虑移除已有的跨瓣导线，而不是将导线缝合到生物假体或成形环之间。孤立性三尖瓣环成形术时，基于个体风险收益分析，之前存在的心室电极可留在原位，而不会将其夹在环和环之间（Ⅱa，C）。⑥对于生物三尖瓣置换术 / 三尖瓣环修复术后需要起搏治疗，当需要心室起搏时，应考虑经静脉置入冠状窦电极或微创置入心外膜心室电极，优于静脉途径跨三尖瓣置入电极（Ⅱa，C）。⑦机械三尖瓣置换术后如需起搏治疗，应避免置入跨瓣膜的右室电极（Ⅲ，C）。

（3）经导管主动脉瓣置入术后的起搏建议：①TAVI 术后完全或高度 AVB 持续时间 24～48 小时，建议永久起搏治疗（Ⅰ，B）；②TAVI 术后新发的交替性束支阻滞，建议永久起搏治疗（Ⅰ，C）；③对于既往存在右束支传导阻滞患者，TAVI 术中或术后出现进一步的传导障碍时，可考虑早期的永久起搏治疗（Ⅱa，B）；④对于 TAVI 术后新发的左束支传导阻滞，QRS ＞ 150 毫秒或 PR 间期＞ 240 毫秒，术后 48 小时无进一步延长的患者，建议考虑行动态心电图检查或电生理检查（Ⅱa，C）；⑤既往传导功能异常的患者，TAVI 术后 QRS 时限或 PR 间期延长＞ 20 毫秒时，可考虑行动态心电图检查或电生理检查（Ⅱb，C）；⑥对于右束支传导阻滞且无起搏指征的患者，不建议 TAVI 术前预防性置入永久起搏器（Ⅲ，C）。

（4）先天性心脏病的起搏建议：①先天性的完全性或高度

AVB 患者，合并以下任一危险因素时，建议起搏治疗：有症状，停搏＞3 个心室逸搏周期，宽 QRS 逸搏节律，QT 间期延长，复杂的心室异位节律，平均昼间心率＜50 次 / 分（Ⅰ，C）；②先天性的完全或高度 AVB 患者即使无危险因素时，也建议起搏治疗（Ⅱb，C）；③对于术后持续性双分支阻滞并伴有短暂完全性 AVB 的患者，可考虑永久起搏（Ⅱb，C）；④对于复杂先心病和无症状心动过缓（清醒静息心率＜40 次 / 分或停搏＞3 秒）的患者，可依据个体情况考虑永久起搏（Ⅱb，C）。

（5）肥厚型梗阻性心肌病的起搏建议：①对于药物难治性症状、左心室流出道基线或激发下的压差 ≥ 50mmHg 患者，窦性心律且合并其他起搏或 ICD 指征时，可考虑使用短 AV 延迟的 AV 顺序起搏（Ⅱb，B）；②对于窦性心律、药物难治性症状、左心室流出道基线或激发下的压差 ≥ 50mmHg 患者，如果患者不适合或不同意行有创性室间隔削减治疗，可考虑使用短 AV 延迟的 AV 顺序起搏（Ⅱb，B）；③对于窦性心律、药物难治性症状、左心室流出道基线或激发下的压差 ≥ 50mmHg 患者，如果有室间隔消融术中出现 AVB 的高危因素，可考虑使用短 AV 延迟的 AV 顺序起搏（Ⅱb，C）。

（6）罕见病的起搏建议：①对于神经肌肉疾病患者，如Ⅰ型强直性肌营养不良合并任何的二度 AVB 或三度 AVB、或 HV 间期 ≥ 70ms，无论有无症状，均可行永久起搏治疗（Ⅰ，C）；②对于神经肌肉疾病患者，如Ⅰ型强直性肌营养不良合并 PR 间期 ≥ 240 毫秒、或 QRS 时限 ≥ 120 毫秒，可考虑行永久起搏治疗（Ⅱb，C）。

（7）LMNA 基因突变患者的起搏建议：对于 LMNA 基因突变的患者，包括符合起搏器常规置入标准的 Emery-Dreifuss 综合征及肢带型肌营养不良的患者，或 PR 间期延长合并左束支传导阻滞的患者，如果预计生存时间超过 1 年，则应考虑置入具有起搏功能的 ICD（Ⅱa，C）。

（8）Kearns-Sayre 综合征（眼肌麻痹综合征）的起搏建议：①对于 Kearns-Sayre 综合征合并 PR 间期延长、任何程度的 AVB、束支阻滞或分支阻滞患者，可考虑行永久起搏治疗（Ⅱa，C）；②对于 Kearns-Sayre 综合征，但不合并传导功能障碍的患者，可预防性行永久起搏治疗（Ⅱb，C）。

（9）心脏结节病的起搏建议：①对于心脏结节病合并永久性或短暂 AVB 患者，可考虑行永久起搏治疗（Ⅱa，C）；②对于具有起搏指征的心脏结节病患者，LVEF < 50%，可考虑 CRT-D 置入（Ⅱa，C）。

7. 器械置入及围手术期管理的建议

（1）推荐皮肤切开前 1 小时内给予预防性抗生素治疗，以降低心脏置入式电子装置（CIED）感染风险（Ⅰ，A）。

（2）皮肤消毒应考虑用洗必泰酒精替代聚维酮碘酒精（Ⅱa，B）。

（3）建立静脉通路时，首选头静脉或腋静脉（Ⅱa，B）。

（4）四极导线应作为冠状窦导线置入的首选（Ⅱa，C）。

（5）为确定心室导线位置，可考虑多角度透视（Ⅱa，C）。

（6）切口闭合前应考虑用生理盐水冲洗囊袋（Ⅱa，C）。

（7）CIED 再置入患者应考虑使用抗生素冲洗囊袋（Ⅱb，B）。

（8）对于穿孔高危患者（老年、既往穿孔史、低体重指数、女性），可考虑室间隔中部起搏（Ⅱb，C）。

（9）对于可能存在起搏器囊袋问题的患者，比如低体重指数、起搏器旋弄综合征、或有囊袋美观考虑的患者，可考虑肌肉下制备囊袋（Ⅱb，C）。

（10）不推荐抗凝患者行肝素桥接（Ⅲ，A）。

（11）不推荐发热患者行永久起搏器置入。起搏器置入需推迟至患者无发热至少 24 小时（Ⅲ，B）。

8. 患者管理的推荐

（1）起搏器患者行 MRI 检查的建议：①对于 MRI 兼容起搏器患者，按照生产厂商的操作说明可安全行 MRI 检查（Ⅰ，A）；②对于非 MRI 兼容起搏器患者，如果没有其他可行的、可替代的影像学检查方式，且没有心外膜导线、废弃或损坏的导线或导线适配器/延长器时，可考虑行 MRI 检查（Ⅱa，B）；③如果没有其他影像学检查方法，可考虑对有废弃的经静脉导线的起搏器患者行 MRI 检查（Ⅱb，C）。

（2）临时起搏的建议：①对于经静脉变时性药物难治的影响血流动力学的缓慢性心律失常，建议临时经静脉起搏（Ⅰ，C）；②当临时经静脉起搏不可行或不可用时，对于影响血流动力学的缓慢性心律失常，可考虑经皮起搏（Ⅱa，C）；③当需要立即起搏且有可逆性的起搏指征时，如心肌缺血、心肌炎、电解质紊乱、毒物暴露或心脏外科术后时，可考虑临时经静脉起搏（Ⅱa，C）；④由于伴发感染而无法立即置入永久起搏器时，临时经静脉不全可考虑作为永久起搏器置入前的过渡（Ⅱa，C）；⑤对于长期需临时经静脉起搏患者，可考虑通过皮肤插入主动电极并与外部起搏器连接（Ⅱa，C）。

（3）停止起搏治疗的建议：停止起搏治疗时，管理策略应基于个体风险收益分析与患者的共同决策（Ⅰ，C）。

（4）起搏和心脏再同步化治疗后的随访：①推荐远程监测

设备以减少诊室就诊困难的起搏器患者（由于行动不便、事务繁忙、或个人偏好）到诊室随访的次数（Ⅰ，A）；②当设备部件被召回，推荐远程监测以便早期发现患者可干预的事件，尤其对于高危险患者（起搏器依赖患者）（Ⅰ，C）；③对于远程设备管理患者，单腔和双腔起搏器的诊室常规随访间隔可达24个月（Ⅱa，A）；④为了早期发现临床问题（心律失常）或技术问题（导线故障或电池衰竭），可考虑应用起搏器的远程设备管理（Ⅱa，B）。

9. 患者为中心和共同决策的推荐

对于考虑置入起搏器及 CRT 患者，应根据最佳证据作出决策，考虑每种选择的个人风险－收益、患者偏好及治疗目标，推荐采用以患者为中心的原则，在治疗和协商中共同决策的原则（Ⅰ，C）。

（清华大学附属北京清华长庚医院

周博达　薛亚军　张　萍）

九、其他研究进展

（一）2021 ESC EURO-ENDO 研究：培养阴性
感染性心内膜炎患者病死率更高

2021 年 ESC 会议上来自新加坡的 William Kong 助理教授对 ESC 欧洲观察研究计划（EORP）注册的欧洲感染性心内膜炎研究（EURO-ENDO）进行了分析，指出仅药物治疗的培养阴性感染性心内膜炎（CNIE）患者病死率高于培养阳性（CPIE）患者，但经手术治疗的两者病死率无明显差异。

本研究是一项国际性、前瞻性、队列研究，共纳入 3111 名确诊为感染性心内膜炎患者，其中 2590 名患者（83.2%）培养阳性，行手术治疗患者占 44.5%；在 521 名培养阴性的患者中接受手术治疗的患者占 48.8%，两者间占比接近。

CNIE 患者院内病死率和 30 天病死率均高于 CPIE（20.1% vs. 16.4%，14.9% vs. 10.2%）。分析可得 CNIE 是 1 年病死率的独立预测因素，而行手术治疗是生存率的独立预测因素。当通过治疗方法来分析 1 年生存率时，发现通过药物治疗时，CNIE 高于 CPIE，而手术治疗时两者无明显差异。

作者指出，仅接受药物治疗的 CNIE 患者的病死率较 CPIE 升高，我们应尽早识别培养阴性感染性心内膜炎患者，以免疾病进展不能顺利进行手术。

（山西省心血管病医院　安　健　王　朝）

（二）2021 ESC FIGARO-DKD 研究：慢性肾病合并 2 型糖尿病患者非奈利酮降低心血管事件风险

2020 年，研究人员公布了 FIDELIO-DKD 试验的结果，这是一项针对主要为 3 期或 4 期慢性肾病（chronic kidney disease，CKD）、蛋白尿严重升高合并 2 型糖尿病（type 2 diabetes mellitus，T2DM）患者的研究。试验报告称，非甾体盐皮质激素受体拮抗剂非奈利酮可延缓 CKD 的进展，改善晚期 CKD 合并 T2DM 患者的心血管（CV）结局。2021 年 8 月 28 日 ESC 虚拟线上会议发布了 FIGARO-DKD 试验结果：与安慰剂相比，非奈利酮可显著降低轻中度 CKD 合并 T2DM 患者心血管死亡或非致命性心血管事件（心肌梗死、脑卒中或心力衰竭住院）风险。该研究与 FIDELIO-DKD 联合使用，为患有慢性肾病的糖尿病患者打开了一种新的途径。

FIGARO-DKD 研究是一项随机、双盲、安慰剂对照、平行组、多中心，事件驱动的Ⅲ期临床研究，旨在比较非奈利酮与安慰剂在轻中度 CKD 合并 T2DM 患者中的疗效。研究人员包括 UACR 在 30 ～ 300、eGFR 在每分钟 1.73m^2 体表面积 25 ～ 90ml 的患者（2 ～ 4 期 CKD）。此外，他们还包括 UACR 严重升高的患者（范围 300 ～ 5000），但 eGFR 正常，每分钟至少 60ml/1.73m^2（1 期或 2 期 CKD）。

总计 7437 例患者随机 1 : 1 接受每日一次口服非奈利酮（10mg 或 20mg）或安慰剂。平均年龄为 64.1 岁，男性占 69.4%。随访中位时间为 3.4 年。对于 CV 死亡、非致死性心肌梗死、非致死性脑卒中或因心力衰竭住院的主要终点，非奈利酮治疗组发生 458 起事件（12.4%），安慰剂组发生 519 起事件（14.2%）。使用非奈利酮治疗的患者风险降低了 13%［*HR*=0.87；95% 可信区间（*CI*）：0.76 ～ 0.98；*P*=0.03］，心血管受益主要是由于心力衰竭住院率降低了 29%。肾衰竭的主要终点为 eGFR 较基线持续下降 ≥ 40% 或肾死亡。非奈利酮发生率与安慰剂组发生率分别为 9.5% 和 10.8%（*HR* 0.87；95% *CI* 0.76 ～ 1.01；*P*=0.07）。在其他次要结局方面，肾衰竭、eGFR 较基线持续下降 ≥ 57% 或肾死亡的发生率分别为 2.9% 和 3.8%（*HR* 0.77；95% *CI*：0.60 ～ 0.99）。在非奈利酮组和安慰剂组中，0.9% 和 1.3% 的患者发生了终末期肾病（*HR* 0.64；95% *CI* 0.41 ～ 1.00）。在不良反应方面，非奈利酮组高钾血症的发生率是安慰剂组的 2 倍（10.8% vs. 5.3%），但终止研究药物的相应患者比例较低（1.2% vs. 0.4%）。FIGARO-DKD 强调了早期干预轻中度 CKD 糖尿病患者的重要性，以帮助防止进展为心力衰竭。

根据 Gerasimos Filippatos 教授（希腊雅典国立大学医学院）提出的预先指定的 FIDELITY Meta 分析，将 FIGARO-DKD 和 FIDELIO-DKD 的个人患者数据结合在一起。在分析的 13 171 例患者中，中位随访时间为 3.0 年。与安慰剂组相比，非奈利酮组降低了主要 CV 复合终点的风险 14%（12.7% vs. 14.4%；*HR*=0.86；95% *CI* 0.78 ～ 0.95；*P*=0.0018）。非奈利酮还使肾衰竭的肾综合终点风险降低了 23%（5.5% vs. 7.1%；*HR*=0.77；95% *CI* 0.67 ～ 0.88；*P*=0.0002）。除肾死亡外，非奈利酮的益处在各个肾脏成分中都可以观察到，因为肾死亡事件太少，无法进行治疗比较。安全性结果在治疗之间普遍相似。非奈利酮组高钾血症的发生率约是安慰剂组的 2 倍（14.0% vs. 6.9%）。然而，低钾血症相关的永久停止治疗并不常见（非奈利酮组

1.7% vs. 安慰剂组 0.6%）。FIDELITY 分析表明，在 CKD 合并 T2DM 患者中，与安慰剂相比，非奈利酮降低了 CV 和肾脏结局的风险。

（山西省心血管病医院　郭彦青　王志鑫）

（三）2021 ESC VANISH 试验：缬沙坦可减缓
肥厚型心肌病临床进展

2021 年 8 月 ESC 会议上公布了 VANISH 试验的结果：ARB 应用于携带肌小节基因突变的早期肥厚型心肌病患者，可减缓疾病进展，改善预后，为肥厚型心肌病的早期治疗提供了重要的理论依据。

既往动物实验表明，ARB 可抑制血管紧张素 II 与其 1 型受体的结合，抑制 TGF-β 激活，从而抑制胶原合成，减缓左心室肥厚和纤维化。然而临床研究发现 ARB 应用于已确诊的肥厚型心肌病患者无明显临床获益。VANISH 试验旨在验证 ARB 应用于携带肌小节基因突变的早期肥厚型心肌病患者时，是否可延缓疾病进展。

VANISH 研究是一项多中心、随机、对照、双盲的临床试验。纳入 178 名患者，年龄在 8 ～ 45 岁，携带肌小节基因突变，伴有左心室肥厚，无症状或症状较轻（NYHA I ～ II 级）。随机分为缬沙坦组和安慰剂组，治疗 24 个月；主要终点是左室壁厚度、质量和体积变化的复合 Z 评分、左心房容量、多普勒超声舒张和收缩速度、高敏肌钙蛋白 T 和 NTproBNP 水平等。

在 2 年时间里，缬沙坦显著改善了临床终点 Z 评分（0.136 vs. –0.095，*P*=0.001）；此外 NT–proBNP 水平（0.02 vs. 0.27，*P*=

0.025）、组织多普勒 E 峰速率（0.016 vs. –0.33，*P*=0.017）、左室舒张末期容积（4.51 vs. 0.41）均显著改善。此外缬沙坦组无不良事件发生，安全性、耐受性良好。

VANISH 试验是当前首个纳入儿童和青少年受试者的肥厚型心肌病试验，为携带肌小节基因突变患者早期治疗提供了一种新选择，也为 ARB 应用于肥厚型心肌病提供了更多的临床依据。然而该实验纳入人群为早期无症状或仅轻微症状患者，其在有症状人群中的作用仍有待确定。

（山西省心血管病医院　安　健　王　朝）

（四）2021 ESC ACST-2 研究：无症状重度颈动脉狭窄患者颈动脉动脉剥脱术和颈内动脉支架置入术临床获益相似

2021 年 8 月 29 日 ESC 虚拟线上会议发布了 ACST-2 试验的结果：对于无症状重度颈动脉狭窄患者，行颈动脉内膜剥脱术（CEA）或颈动脉支架置入术（CAS）远期疗效相当。

ACST-2 的目的是比较两种血管重建术对无症状严重颈动脉狭窄患者的长期疗效，研究人员随机抽取了来自 33 个国家 130 个中心的 3625 名患有严重单侧或双侧颈动脉狭窄（超声检查 60% 或以上）的患者。他们被随机分配至 CEA 或 CAS 组并进行了平均 5 年的随访。其主要终点之一是手术风险的发生率：约 1% 的患者在手术期间发生致残性脑卒中或死亡（CAS 组 15 人，CEA 组 18 人），2% 的患者发生非致残性手术相关脑卒中（CAS 组 48 人和 CEA 组 29 人）。经过平均 5 年的随访，每个试验组致命或致残脑卒中的发生率为 2.5%［*RR*=0.98，95% 置信区间

（*CI*）：0.64～1.48；*P*=0.91］，CAS 后非手术性脑卒中的发生率在数值上有所增加，但没有显著提高（5.2% vs. 4.5%；*RR*=1.16；95% *CI*：0.86～1.57；*P*=0.33）。研究人员将 ACST–2 结果与其他无症状和有症状患者的颈动脉血管重建术试验的结果纳入的 Meta 分析结果显示：长期脑卒中发生率的风险比为 1.11（CAS vs. CEA：95% *CI* 0.91～1.32；*P*=0.21）。

该研究强调了对严重颈动脉狭窄患者进行合理治疗的重要性，指出无论选择 CAS 或 CEA 都是合理的，尽管二者均有一些手术风险，但两者都能使血流恢复正常，研究证明支架具有更高的非致残性脑卒中围手术期风险，而动脉内膜切除术则具有更大的非致命性 MI 和脑神经麻痹风险。在试验期间，对于颈动脉严重狭窄的患者，关于致残性和致命性脑卒中，CAS 和 CEA 具有相似的风险和益处。

（山西省心血管病医院　王　飞　吴　彤）

（五）2021 ESC：无人机运送的除颤器有助于拯救生命

在院外心搏骤停（OHCA）中，早期除颤对生存机会至关重要。用于运送自动体外除颤器（AEDs）的无人机可能会缩短除颤时间，但这在现实生活中的紧急情况中从未得到评估。2021 年 8 月 28 日 ESC 虚拟线上会议发布了一项小型临床试验的结果：AED 可以由无人机携带到 OHCA 的真实案例中，与紧急医疗服务相比，无人机先到达的情况下有时间优势。

在这项前瞻性临床试验中，三架配备 AED 的无人机被放置在瑞典的控制空域内，覆盖了约 80 000 名居民（125km²）。无人机被集成到紧急医疗服务中，以便在超视距飞行中自动部署。

第一阶段为 2020 年 6 月 1 日至 9 月 30 日的试飞，第二阶段为真实案例。主要结果是，在怀疑 OHCA 的情况下，使用无人机运送 AED 成功的比例。次要结果包括 AED 无人机先于救护车到达的病例比例及无人机先于救护车到达的时间优势。在研究期间，总共有 14 个案例符合派遣条件，在此期间，AED 无人机在 12 次 OHCA 警报中起飞，距离病例地点的中位距离为 3.1km［四分位数范围（IQR）2.8～3.4］。AED 在距离该位置 9m 内（IQR 7.5～10.5）范围送达，并在 11 次警报中成功送达（92%）。AED 无人机先于救护车到达的比例为 64%，无人机先于救护车到达的时间中值为 1 分 52 秒（IQR 1 分 35 秒～4 分 54 秒）。在另外 61 次试飞中，AED 运送成功率为 90%（55/61）。

Sofia Schierbeck 博士（瑞典斯德哥尔摩卡罗林斯卡研究所复苏科学中心）表示这是一个良好的开端，这证明了无人机交付 AED 是可能的。如果不进行 CPR 治疗和心脏除颤，患者每耽误 1 分钟，存活的机会降低 7%～10%，因此，如果能够通过这种干预将除颤时间缩短几分钟，这可能会产生很大的影响。

（山西省心血管病医院　安　健　陈泽宇）

（六）2021 ESC PRONOUNCE 研究：地加瑞克和亮丙瑞林治疗前列腺癌患者心血管疾病风险没有差异

与 GnRH 激动剂相比，促性腺激素释放激素（gonadotropin-releasing hormone，GnRH）拮抗剂在患有前列腺癌和已知动脉粥样硬化心血管疾病（ASCVD）的男性中的相对心血管安全性仍存在争议。2021 年 8 月 30 日 ESC 热线大会上报告 PRONOUNCE 随机试验主要结果：地加瑞克和亮丙瑞林治疗前列腺癌的心血管疾病风险没有差异。

PRONOUNCE 是首个以比较两种抗肿瘤药物的心血管安全性为主要研究终点的随机临床试验研究。地加瑞克为 GnRH 受体拮抗剂，亮丙瑞林为 GnRH 受体激动剂，二者均属于激素去势治疗（androgen deprivation therapy，ADT）。该研究是一项国际、多中心、前瞻性、随机、开放标签试验。研究纳入标准为：计划行 ADT 治疗的前列腺癌合并确诊 ASCVD 的患者，其中 ASVCD 诊断标准包括：①既往心肌梗死；②颈动脉、冠状动脉、髂股动脉狭窄＞ 50% 或行再血管化治疗；③ 外周动脉狭窄＞ 50% 或 ABI ＜ 0.9。排除标准为：30 天内的心血管事件、既往 ADT 治疗、预期寿命＜ 12 个月。受试者以 1 ∶ 1 的比例随机接受 GnRH 拮抗剂地加瑞克或 GnRH 激动剂亮丙瑞林治疗 12 个月。对于地加瑞克，患者起始剂量为 240mg 的皮下负荷剂量，然后是每月 80mg 的维持剂量。亮丙瑞林给药是每 3 个月肌内注射 22.5mg。主要终点为治疗期间 MACE 事件，包括全因死亡、心肌梗死、脑卒中或需要住院治疗的不稳定型心绞痛，次要终点为心血管相关死亡、非致命性心肌梗死或非致命性脑卒中。前列腺癌相关研究目标为监测第 28 天、168 天和 336 天的睾酮水平，评估无进展生存失败率，并以国际前列腺症状评分问卷对泌尿系及前列腺癌相关症状进行比较。健康经济学和基于患者报告的结果目标则包括比较医疗资源的使用、患者健康状况、功能能力和生活质量，以及以心脏为原因的焦虑等。

该研究由于参与者和终点事件的数量少于计划数量，研究提前终止。共纳入 545 名患者，平均年龄为 73.2 岁。在 12 个月时，地加瑞克组（5.5%）和亮丙瑞林组（4.1%）的 MACE 发生率没有差异 [HR 1.28，95% CI（0.59 ～ 2.79），P=0.53]。GnRH 拮抗剂和激动剂的相对心血管安全性仍未解决。

鉴于癌症存活率的提高和心血管疾病的竞争风险疾病，持续需要严格的心脏肿瘤学临床试验。PRONOUNCE 研究虽然并未达到预期目标，但其一方面为设计规范的肿瘤心脏病学临床研究提供了一个可行的范本，另一方面为泌尿科医师、肿瘤科医师和心脏病科医师之间的跨学科合作提供了一个典范。

（山西省心血管病医院　王　飞　付　阳）